轻松腹部 X 线检查

Abdominal X-Rays Made Easy

Abdominal X-Rays Made Easy(second edition)

轻松腹部 X 线检查

(第 2 版)

原著： James D. Begg
译者： 刘挨师

北京大学医学出版社
Peking University Medical Press

Abodominal X-Rays Made Easy,2th edition
James D.Begg
ISBN-13: 978-0-443-10257-8
ISBN-10: 0-443-10257-0

Authorized Simplified Chinese translation from English language edition published by the Proprietor.
978-981-259-739-7
981-259-739-5

Elsevier (Singapore) Pte Ltd.
3 Killiney Road, #08-01 Winsland House I, Singapore 239519
Tel: (65) 6349-0200, Fax: (65) 6733-1817
First Published 2007
2007 年初版

北京市版权局著作权合同登记号：图字：01-2006-5584

图书在版编目（CIP）数据

轻松腹部X线检查/（英）贝格（Begg, J. D.）著；刘挨师译.—北京：北京大学医学出版社，2007.6

书名原文：Abdominal X-Rays Made Easy

ISBN 978-7-81116-247-9

Ⅰ.轻… Ⅱ.①贝…②刘… Ⅲ.腹腔疾病—X射线诊断 Ⅳ.R816.5

中国版本图书馆CIP数据核字（2007）第036322号

轻松腹部X线检查（第2版）

译　　者：刘挨师

出版发行：北京大学医学出版社（电话：010-82802230）

地　　址：（100083）北京市海淀区学院路38号　北京大学医学部院内

网　　址：http://www.pumpress.com.cn

E-mail：booksale@bjmu.edu.cn

印　　刷：莱芜圣龙印务有限责任公司

经　　销：新华书店

责任编辑：曹　霞　**责任校对**：王怀玲　**责任印制**：郭桂兰

开　　本：889mm × 1194mm　1/32　**印张**：7.75　**字数**：191千字

版　　次：2007年11月第1版　2007年11月第1次印刷

书　　号：ISBN 978-7-81116-247-9

定　　价：35.00元

译者前言

腹部影像检查日新月异，但普通X线检查仍然具有很重要的临床应用价值，尤其是对某些疾病的诊断更具有独到之处，其他影像检查方法无法替代。书中列举了大量腹部疾病的典型X线表现，极大丰富和完善了腹部疾病的X线平片诊断和鉴别诊断。如果读者能够阅读此书，一定会对腹部X线检查有更新和更广博的认识。

这本《轻松腹部X线检查》内容丰富，重点突出，图文并茂，便于携带。

本书第1章叙述了阅读腹部X光片需要遵循的一些基本原则；第2、3章分别叙述了腹部实质器官和空腔器官疾病的X线表现；第4～6章重点从基本病变入手认识相关疾病的X线征象；第7～11章分别叙述了女性腹部、腹部外伤、医源性植入物、异物、伪影和急腹症等X线表现；第12章对书中重点内容作了简要概括。

本书对医学生、放射科技师和内外科医师具有重要的参考价值，对放射科医师亦大有裨益。

由于译者水平有限，加之成稿时间紧，译文中瑕疵之处在所难免，衷心希望广大读者不吝赐教。

刘挨师

著者前言

正确阅读X光片归根到底要遵循一些基本原则，并且清楚你所观察的一切。不过，首先你必须充满自信心，不要担心从错综复杂的视觉信息中捕获有意义信息时会发生失误，腹部X线检查正是由这些视觉信息组成。

正常结构可能会被当成异常或者掩盖异常，此外，如果医生不重视摄片体位，如直立位或仰卧位，很容易导致阅片错误，一旦遗漏气腹征象，甚至可能导致病人死亡。

无论是准备期末考试还是对取得医师资格来说，这些X光片都能给医学生留下深刻的印象。而且，本书对放射科技师、护士和即将面临高一级考试的内外科医师都是一本有用的参考书。

分析X光片是一种主动行为而非被动接受。等待某些征象出现在你面前或者不是主动分析而是简单认为这是一张正常片，那是远远不够的。相反，你必须对所观察的一切有清晰认识，并且反复扪心自问是否果真如此。假如你确实发现了异常，不应该无动于衷，而应加倍付出，对X光片进行全面分析。

本书第1版自1999年发行以来，放射诊断已经发生了非常大的变化。特别是现在《电离辐射医疗照射规章》（IRMER）已成为欧洲和英国的法律文件，一旦病人接受了不恰当的照射，你会因此而受到起诉。申请X线检查非常严格，要求受检者基本资料和临床信息更加全面和准确。在接受X线检查前，每一张X线检查申请单都要求放射科人员严格把关。所有育龄妇女关于是否怀孕需要反复询问，在腹部或盆腔X线检查前，育龄妇女必须签字证明自己没有怀孕或绝对不可能怀孕。

英国皇家放射学家学院不久前颁布了最新准则，制定了“更好地应用临床放射科”文件（2003年），每一位有权力申请

X 线检查的公民应该阅读此文件，为了更好地应用放射检查，该文件提供了许多宝贵建议。

近年来放射学的发展，包括数字放射（DR）的日益普及、图像存储与传输系统（PACS），为阅读既往X光片开启了方便之门；远程放射学为异地会诊提供了便利，所有这一切使X光片遗失成为历史。

实际应用也发生了一些变化，如肾绞痛患者做腹部 CT 平扫，不仅快捷、准确，而且避免了做IVU时因使用对比剂所带来的潜在危险，甚至可以发现一些意外征象或与症状有关的其他病理变化。腹部CT平扫（或超声）在检查阑尾炎和其他急腹症时也已成为首选检查方法。不过腹部X光平片直到今天仍然是大多数急腹症检查的首选方法。因此，本书第 2 版做了彻底更新，以便反映这一领域的最新进展。

像一名警察那样恪尽职守，睁大双眼，开动脑筋，一旦从X光片中发现异常，你将从中体会到巨大的满足感。付出愈多，回报愈丰厚。《轻松腹部 X 线检查》将带你步入殿堂。

James D. Begg

敦提

2006 年

致 谢

非常感谢敦提皇家维多利亚医院放射科高级技师安·维克斯女士在初稿文字整理中给予的慷慨帮助。同时感谢敦提Ninewells医院医学准教授和名誉顾问医师科林·帕特森医生和敦提皇家维多利亚医院前高级实习医师菲奥纳·伍德医生在本书起草过程中提供了大量有益的建议和客观评价。

感谢敦提Ninewells医院计算机与多媒体部的玛格丽特·劳森女士，艾丽丝·哈里森女士，莫拉格·威尔逊小姐，布赖恩·罗斯先生和道格拉斯·麦克尼尔先生在X光片搜集、整理过程中所做的工作。

感谢爱丁堡东方总医院放射科顾问医师麦克唐纳医生和亚当斯医生为乙状结肠扭转所作的图注（图 3.15）。

最后十分感谢开发编辑贾尼斯·厄克特女士、组稿编辑劳伦斯·亨特先生、项目经理南茜·阿诺特女士给予本书始终如一的帮助和鼓励，并对支持本书出版的Elsevier公司全体员工一并致谢。

目　录

第 1 章 如何观察腹部 X 光片 1

第 2 章 实质器官 39

第 3 章 空腔器官 59

第 4 章 异常气体 93

第 5 章 腹水 123

第 6 章 腹腔内异常钙化 127

第 7 章 女性腹部 171

第 8 章 腹部外伤 175

第 9 章 医源性植入物 185

第 10 章 异物、伪影、误导图像 193

第 11 章 急腹症 201

第 12 章 提示 203

相关专业词汇英汉对照 207

第 1 章

如何观察腹部 X 光片

接触 X 光片

- X 线检查总是从评价投照技术开始。尤其重要的是首先必须确定患者的姓名、检查日期、生日、年龄和性别。即使诊断绝对正确，张冠李戴也不会有任何奖励！接下来有关住院病房和首诊医院的信息对患者疾病的诊断有帮助，如胃肠道或泌尿道，所有这些信息会在X光片上患者姓名附近显示，绝对不能不看。这点在考试时可能非常有帮助。然而，为了保护患者隐私权，你会发现本书中与患者姓名有关的信息已经被隐去。
- 确定投照体位。实际上腹部 X 光片是前后位片（AP），即X线从前向后进入，暗盒放在患者后方，患者仰卧在X线检查床上，不过有时会加照直立位片或甚至侧卧片。为了指导阅片，通常技师会在X光片上做标记或者将“仰卧”或“直立”写在 X 光片上。阅片时注意这些标记。
- 最后你必须学会从器官、液体、气体的相对位置来得出某张 X 光片是如何拍摄的。

注 意：普通成人腹部 X 光片用标准的 35cm × 43cm 暗盒拍摄是太小了，为了包括从膈顶至腹股沟整个腹部，通常需要两张X光片。诊断前需要确定所拍摄的X光片应符合这一要求。否则，你会遗漏一些重要信息，且在阅片时思维混乱！遇到肥胖型患者必须横置暗盒，即选用“风景模式”（横向显示）而不用“肖像模式”（纵向显示）。一般不会出现体位旋转，因多数患者仰卧位很容易配合。

与胸部相比腹部摄片时曝光不足一般问题不大。如果你能看清椎骨，所要观察内容多数也会清晰显示。然而，X光片一旦出现曝光过度（太黑），你必须对数字图像做适当调窗，或者在强光灯下反复观察（为此需要插在观片灯上或利用单独的强光灯），否则可能遗漏一些非常重要的征象，如膈下游离气体，而该征象表示有致命性疾病。

正常情况下X光片中只出现五种基本密度，这一点很重要，具体是：

气体	黑色
脂肪	暗灰色
软组织、液体	亮灰色
骨骼、钙化	白色
金属	强白色

因此通过密度你就能说出影像的组织构成。不过，像肝脏这类较大的器官因体积大会产生重叠效应，密度接近于骨骼。

在腹部，主要结构包括实质器官，如肝脾肾，空腔器官（即胃肠道）和骨骼。这些结构可分为以下几类：

1. 显影或不显影，有或可能缺如；
2. 太大或太小；
3. 扭曲、扩张或移位；
4. 异常钙化；
5. 出现异常气体、液体或致密结石。

- 就像核对清单那样，全面地、有条不紊地观察所有结构。一开始你可能会发现一两处明显异常，不过你必须主动观察X光片中所有结构——你常常会有意想不到的发现。
- 思考符合逻辑。你才能将X光片中反映出的正常解剖、X线密度和病理征象三者有机地结合起来，并能知道它们是什么，以及是如何发展的。
- 将X光片看成是体格检查的延续，X线征象等同于临床医学中的体征。

- 切记X光片仅仅是患者某一特定时间内疾病的反映，尽管初次摄片可能是正常的，但患者可能有某种严重疾病。X线随访可以弥补时间空间上的不足，进一步明确诊断，因X线征象会随时间的推移而发生变化。
- 记住不管你阅片能力有多强，总有比你更强的人！千万别担心请教高年资的同行会让你低人一等，应该多让放射科医师审阅。他（她）经验丰富，能从X光片中发现和提取更多有价值的信息，通常能帮助你，让患者从中受益。
- 切记给放射科医生提供清晰、全面、合理和准确的临床信息。这些信息极其珍贵，有助于提高X光片诊断的准确性，并将极大地提高医疗质量。
- 最后，提醒一句。育龄妇女在腹部X线检查前，为了避免电离辐射，必须核实末次月经（LMP），证明她确实没有怀孕。如果有疑问，又不属于急诊病，应与放射科医生协商推迟检查或者选择超声检查。如果你在X线检查申请单上签了字，那你就得高度负责，假如让一位孕妇接受X线检查，你将会因此而受到起诉。
- 庆幸的是，现在要求育龄妇女在X线检查申请单背面签字，保证没有怀孕或不可能怀孕，额外提供了一种安全保障。
- 因此当今没必要因孕妇意外受到X线照射而道歉。
- 唯一例外的情况是患者意外受伤，即便如此，盆腔X线检查前插管留尿，快速做妊娠试验可能是明智之举。

腹部X线检查：预览X光片

正常仰卧前后位片

该片为最常用的X光片，也是显示绝大多数结构的最佳体位片。观片条件恰当，该片是唯一能获得最佳信息的X光片。要认真观察普通X光片应采用单一透光源，即观片灯。X光片不能有丝毫抖动，否则光线不均和反射会损失10%~20%X光片上显示的有用信息。即便是在显示器上观察图像，也应该将显示屏上发出的强反射减少到最小，并尽可能柔化背景光。

寻找（图 1.1）：

- 脊柱、骨盆、胸廓（肋骨）和骶髂关节与髋关节
- 肝、脾、肾、膀胱和腰大肌周边低密度影——为腹腔内脂肪
- 胃体部气体影
- 降结肠内气体影
- 女性骨盆特征，表示患者为女性
- 盆腔静脉石——正常表现
- 髋关节间隙较窄（该年龄为正常）
- 盲肠内粪便含有气体，无特定形态，呈颗粒状，与右侧髂骨重叠
- 在右下方见“右侧”标记。左右侧标记可以出现在X光片的任何位置，你必须仔细寻找。左右标记指患者的左右侧。姓名标在底部（已隐去），不在顶部
- 检查右侧标记是否与解剖结构相符，如
  - 肝脏位于右侧
  - 左肾较右肾高
  - 胃在左侧
  - 脾脏在左侧
  - 心脏位于左侧，一旦心影显示
- 低密度皮肤皱褶横跨上腹部（正常）

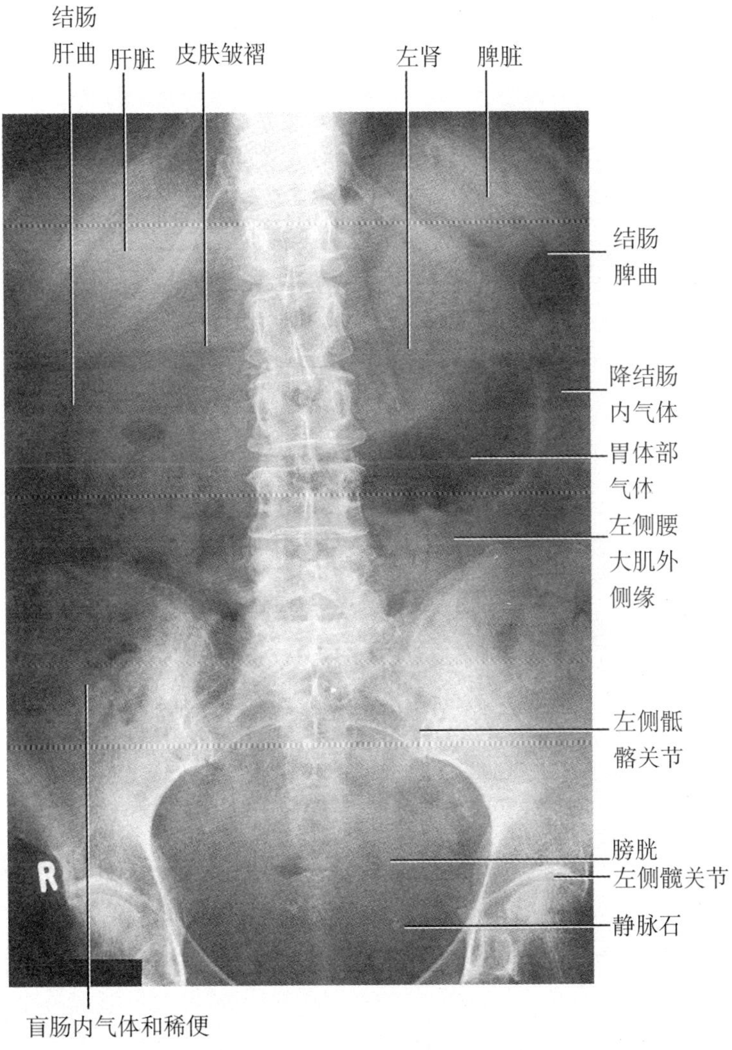

图1.1　一位55岁女性正常成人仰卧前后位X光片。腹部或盆腔摄片前，最好膀胱处于排空状态。这样不仅可以减少辐射量，而且有助于诊断。

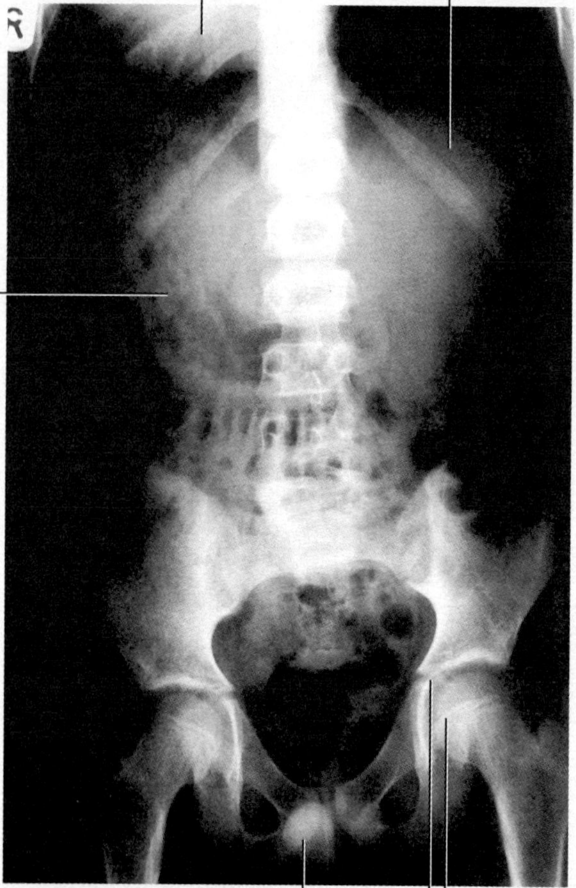

图 1.2 为儿童仰卧前后位片，该患儿左侧腹痛。

观察（图 1.2）：

- 在 X 光片左上角显示“右侧”标记
- 心影位于右侧膈肌上方（即右位心）
- 右侧显示胃腔内气体和胃黏膜皱襞
- 肝脏位于左侧
- 股骨骨骺线尚未闭合。这是一位仍处于发育期的儿童，体型小，X光片包括了下胸部、腹部和股骨上段——放射学术语，即部分“婴儿像”

这就提出了质疑，是拍片时发生错误，还是相对罕见的内脏转位，腹腔内容物以镜影方式发育，肝脏在左侧，脾脏和胃在右侧，就诊断和手术而言寓意深刻。

然而这并不是拍片错误，而是真正的内脏转位，左侧发生阑尾炎。

同胸部或四肢X光片一样，确定左右侧是最基本的。当左肾发病时，因X线检查发生了左右侧标记上的错误（曾经出现过！），你也不会将正常的右肾切除。当临床忽视了内脏转位，左右标记与解剖结构明显不符时，不管是考试还是临床实习，可以诊断内脏转位。更多见的是放射科技师摄片时左右标记摆放错误，导致左右标记出错，当工作忙乱的时候，这种情况极易发生（特别是四肢外伤的急诊患者)。诊断内脏转位前，首先你必须返回放射科与技师核对；但如果确定仅是弄错了左右侧，则不需要进一步做X线检查。如果有疑问，重新检查患者。

忠告：每一张X光片均应仔细核查左右侧，特别是即将手术前。

观察骨骼

骨骼在X光片中表现固定，多数学生又非常熟悉，因此一开始观察骨骼非常有帮助。总能辨认下肋骨、腰椎、骶骨、骨盆和髋关节。

骨盆的形态能反映患者的性别。骨骼也可以显示继发骨肿瘤，骨皮质变薄可以反映骨质疏松，患者随着年龄增大骨质退变会加重。

骶髂关节炎可以合并肠道疾病，如克罗恩病，所谓的“肠源性关节病”，同时合并胆囊结石的几率也大大增加。

在腹部，气体重叠是一大难题，结果会导致骨骼病变模糊，出现假阳性或假阴性征象（特别是与骶骨重叠）。见图 1.4 和图 1.5。

然而，发现Paget病、骨髓瘤或转移瘤，你常常能体会到仔细观察骨骼的价值所在。

观察（图 1.3）：

- 骨骼：最初常规观察骨骼，与左侧比较，无意中发现右侧骨盆广泛硬化和轻度骨质膨大。

Paget 病是一种癌前期疾病，占所有患者发病率的 1%。

忠告：检查骨骼。

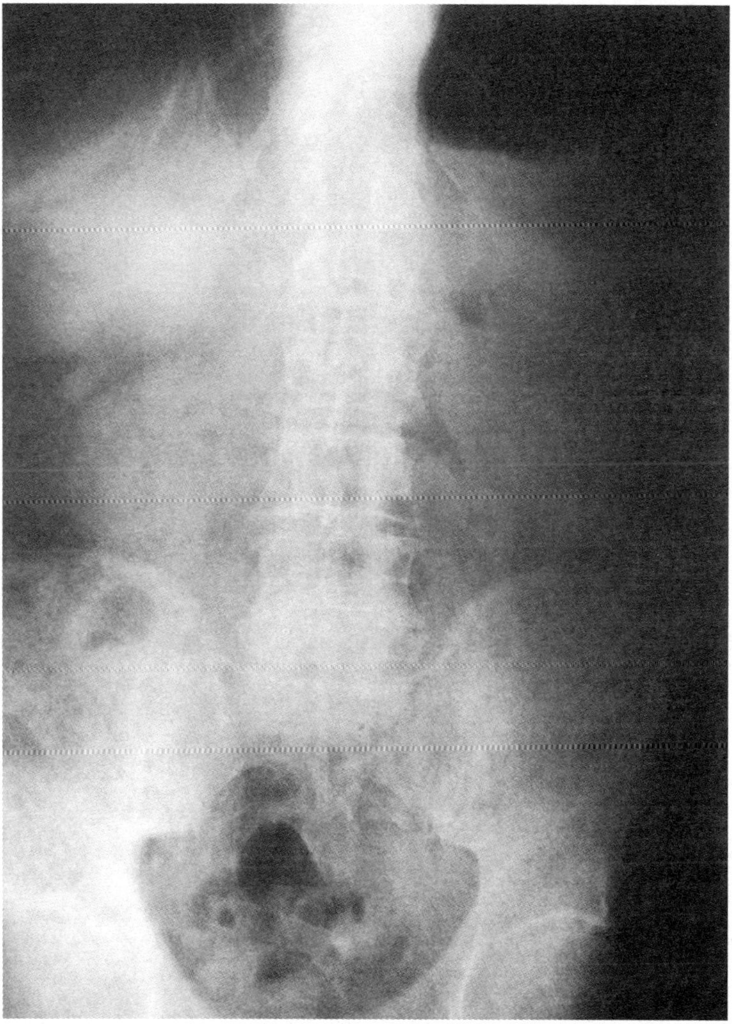

图 1.3　右侧骨盆硬化。62 岁男性患者，不明原因腹痛做 X 线检查。X 光片没有发现任何原因，不过纤维内镜发现十二指肠溃疡。

观察图 1.4 和图 1.5。

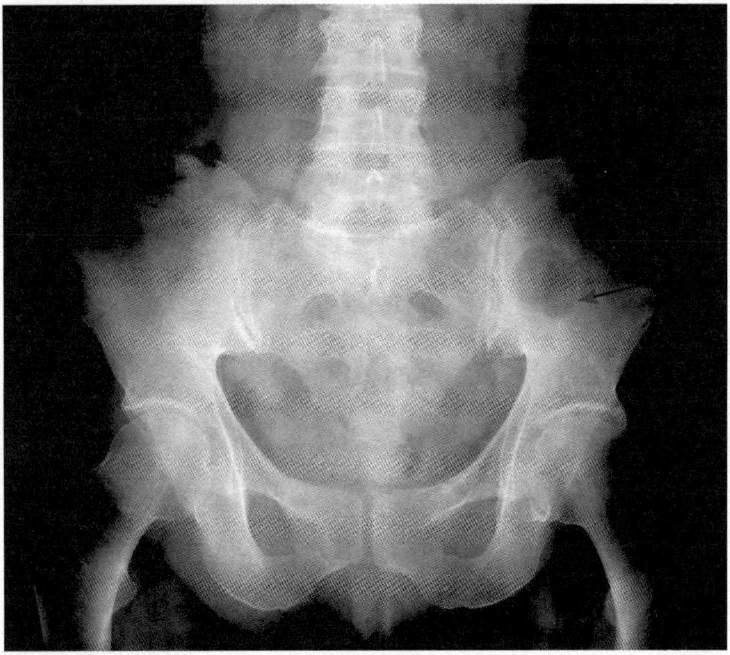

图 1.4 下腹部成像，为女性患者骨盆和髋关节前后位片。注意左侧骶髂关节外侧见圆形“肠气影”。

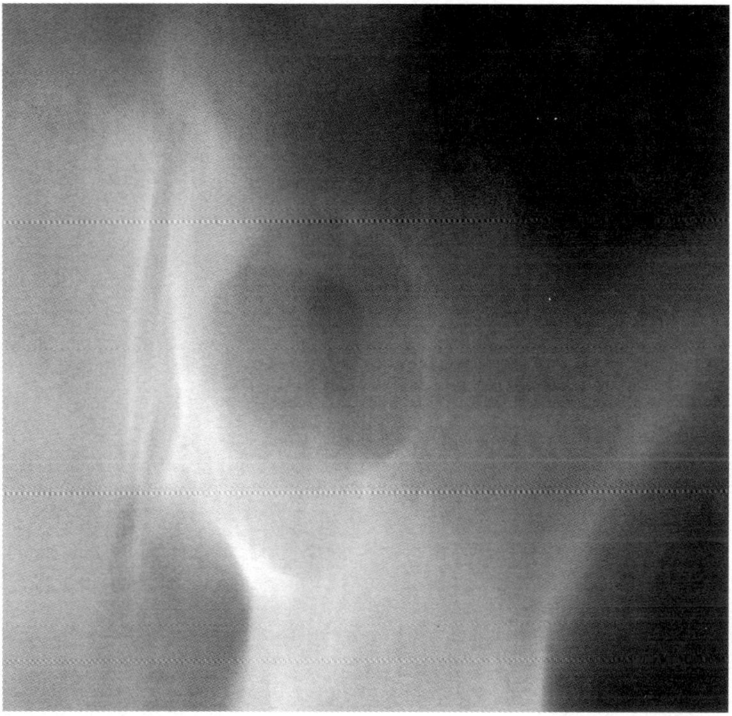

图1.5 普通X线断层片显示左侧髂骨较大的溶骨性转移瘤。实际上，该患者已经确诊为乳腺癌，现静息状态下左侧骶髂关节疼痛。非常容易将溶骨性破坏误诊为肠气。

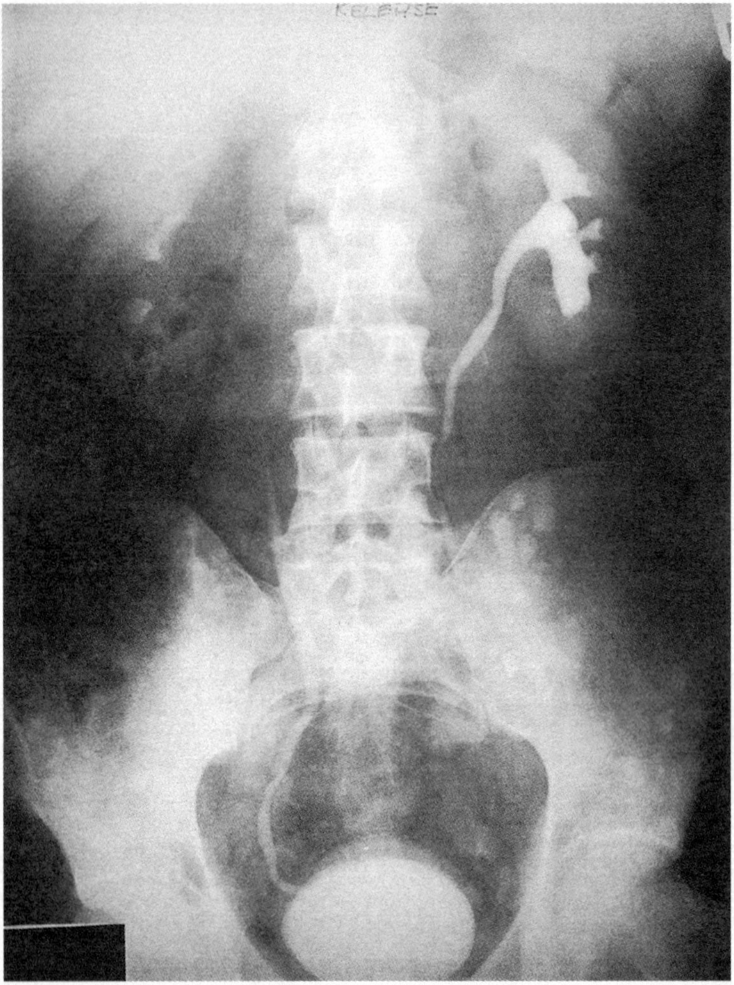

图 1.6 示 68 岁男性患者静脉尿路造影 20 分钟时拍摄的 X 光片。患者出现血尿，直肠指检在直肠前方触及不光滑肿块。

观察（图 1.6）：

- 骨骼：腰椎椎体和骨盆见多发高密度结节。

这是典型的前列腺癌成骨性转移。

忠告：检查骨骼。

观察（图 1.7）：

- 肠管周围广泛分布的低密度影与肠管形成鲜明对比，尤其是肾脏、腰大肌、肝脏和脾脏周围。

低密度影是腹腔内和腹膜后脂肪，正是脂肪组织使得肾脏和腰大肌在普通 X 光片上显影。相反，如果这些脂肪被出血、脓液或肿瘤所取代，上述脏器的边界将变模糊。

注意：肾周脂肪越多，肾脏离脊柱越远。不应该误诊为病理性移位。

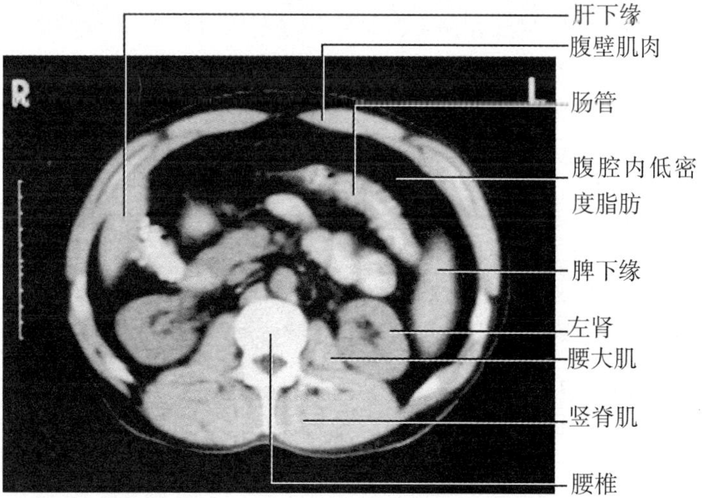

图 1.7 腹腔内脂肪。此图为肾脏水平正常腹部 CT 扫描。

实质器官（内脏）

寻找腰大肌（图 1.1）

在体部见腰大肌呈两条直线，沿腰椎两侧向外下延伸止于股骨小转子，腰大肌为腹膜后重要标志。腰大肌消失可以反映患有重要疾病，不过也有一些原因，诸如气体重叠、脊柱侧弯或腰大肌周围脂肪减少等导致腰大肌显示不清。此时尽管不容易观察到腰大肌，也应仔细解释腰大肌消失的原因。

寻找肾脏（图 1.1）

肾脏通常位于上腹部，呈蚕豆形软组织密度影。肾脏通常外形光滑，位于左侧 T_{12} 椎体上缘与右侧 L_3 椎体下缘之间，左肾位置较右肾稍高，长径比右肾长1.5cm。双肾稍向内侧倾斜，上极与脊柱之间夹角约12°。正常情况下，肾脏位置是可变的，吸气时向下移位，直立时可以下移几厘米。尽量仔细寻找。然而，有时肾外形仅部分显示，必须仔细观察，尽量推测肾脏的准确位置和实际大小。少数情况下正常肾脏外形可以呈分叶状，这种“胎儿性分叶”可以导致误诊。

寻找肝脏（图 1.1）

肝脏为实质器官，位于右上腹，表现为大片状软组织密度影，肝脏体积较大，肠管通常很难占据它的位置。因此，右上腹无肠管显示的部位可能正是肝脏。不过，偶尔肠管会位于肝脏上方，酷似穿孔，如 Chilaiditi 综合征或间位结肠。

有时肝右叶发生解剖变异，明显增大，形似鲨鱼鳍，向下进入侧腹部或髂窝（Riedel叶）。临床上很容易触及，但不属异常。慢性阻塞性肺疾病可以引起膈肌和肝脏向下移位，误以为肝脏增大。注意经常能透过肝脏看到肺基底部肺纹理。

寻找脾脏（图 1.1）

左上腹软组织肿块，大小相当于患者本人的拳头或心脏。可以显示或者部分模糊，不过实际情况下，通常无法显示。

尽管特殊情况下X光片可以显示脾脏轻度增大，但临床上当脾脏增大到一定程度才能发现（如大约是正常的3倍）。脾脏增大超过 15cm 将会推移邻近组织结构，脾脏增大有许多原因（见第 44 页）。

脾脏向下、向内侧增大，甚至跨越中线，有时进入右侧腹部。

寻找膀胱（图 1.1）

内脏周围脂肪衬托出充盈的膀胱，表现为盆腔内较大软组织密度肿块（X 线检查水的密度与软组织密度相等）。在女性，正常膀胱容积甚至可以超过 2 升，推挤肠管向上移位，并且远离真骨盆。如果怀疑盆腔内肿块，排尿后摄片或者超声检查。膀胱充盈尿液后，X 线检查膀胱类似实质器官。

在拍摄盆腔和腹部 X 光片时，现推荐应尽量在排尿后摄片，这样既可以减少患者受线量，而更重要的是有利于盆腔肿块的显示。

寻找子宫

X 线检查子宫为实质性器官，位于膀胱顶部，可以使膀胱受压变形。有时在自然对比下子宫可以显示，但常在IVU检查时间接显示，在内脏周围脂肪衬托下见膀胱上缘出现凹陷压迹。多数患者普通平片无法辨认出子宫，不过年轻妇女可见子宫内节育环（IUCD）或老年妇女可见子宫肌瘤钙化（见第 72 页）。

空腔脏器（含气的胃肠道）

在正常X光片上，腹腔内任何含气的结构可能是胃肠道的一部分。切记：仰卧前后位X光片，在重力作用下，液体向下位于肠管内后部，而肠道内气体向上位于肠管内前部。

注意：仰卧位X光片中不会显示液平面。

不重视这一点可能导致误诊。为了显示液平面需要拍摄立位片或侧卧位片。全面考虑并仔细检查胃到直肠整个胃肠道，这些结构一旦显示，就应识别它们。

寻找胃

仰卧位胃内气体将上升到前部，显示胃体和胃窦部，其容积的变化，与气体多少有关，主要位于胸腰段左侧，并跨越脊柱。同时，残留胃液会聚集在膈下胃底部，位于左侧后部，形成圆形阴影——“胃假瘤”——尽管有时左上腹出现肿块，要求做X线检查，也不应该将胃底部胃液误诊为肾、肾上腺或脾脏肿块。尽可能避免类似错误。通过变化患者体位，如俯卧位或坐位，肿块可以消失，胃泡通常在胸部X光片中显示，此时肿块表现为左膈肌内下方液平面（立位片）。

观察（图 1.8）：

- 气体位于胃体前部
- 液体聚集于后部——胃假瘤

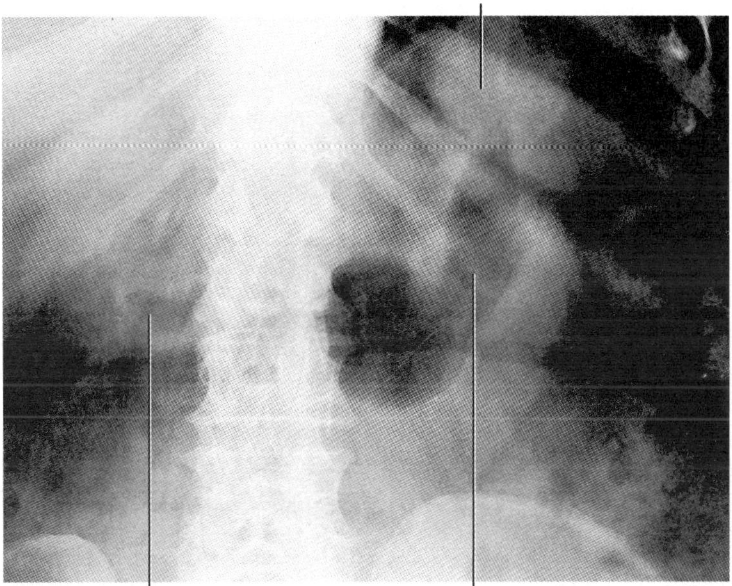

图 1.8 为成人仰卧位 X 光片，示含气胃腔。

观察（图 1.9）：

- 钡剂在胃底部如何聚集与平片上残留胃液聚集相似。
- 大量气体出现在胃体部。事实上让患者口服产气粉，产生大量二氧化碳扩张胃腔，形成“双对比”，即钡剂涂布胃黏膜与气体形成对比。
- 此图中仅采用单对比就可以显示胃底部，单一对比剂正是钡剂。

寻找小肠

由于肠蠕动，正常小肠内气体通常成为许多气团，形态各异，一般位于中腹部。当小肠明显扩张时，空肠内见特征性“环形黏膜皱襞”或弹簧样黏膜皱襞，然而正常回肠不会具有此特征。正常小肠内径不会超过 2.5 ~ 3cm，远端稍增粗。

如图 1.1 所示，平片上小肠很少显影，一旦小肠出现异常，显示小肠明显增多。

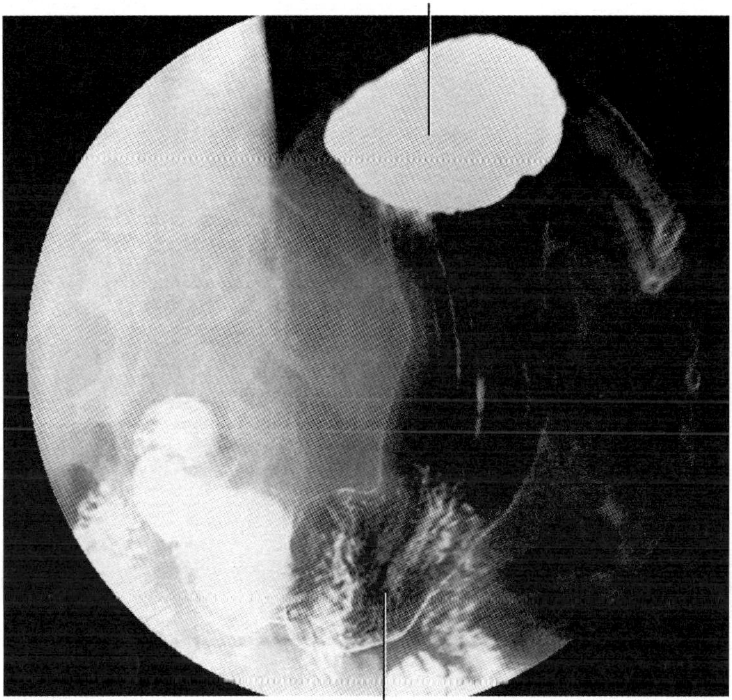

图 1.9　为钡餐造影检查，患者仰卧位片——与前片体位完全相同。

寻找阑尾

发现阑尾是非常幸运的！有时阑尾内出现阑尾石（即钙化的粪便）容易引起阑尾炎。阑尾内很少出现气体，胃肠造影检查后有时在阑尾内残留钡剂，或者吞入数枚铅弹后也会堆积在阑尾内。

如果看到阑尾内铅弹（图1.10），你会多少有点好笑，患者也会非常吃惊，极力想知道从腹部X线检查中如何推测出患者近期内吃过诸如野鸡或野兔等猎物。

注 意：阑尾内残留钡剂意味着因怀疑胃肠道疾病患者曾经口或经直肠做过钡剂检查。然而，如果阑尾充盈钡剂，表明阑尾是正常的。

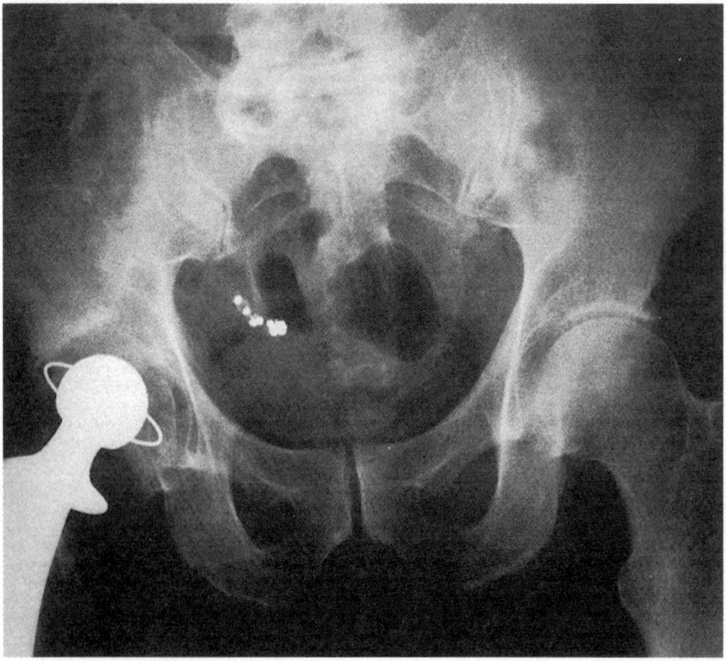

图 1.10　示阑尾内铅弹

寻找结肠（图1.1和图1.12）

1. 始于右髂窝盲肠。盲肠是大肠中最粗的一段，通过回盲瓣回肠内流质直接进入盲肠。因此，正常情况下盲肠内为半流质，并与气体混合在一起，与右半结肠相似，在X光片中呈颗粒状。与髂骨形成鲜明对比，很容易显示斑片状气体影。有时盲肠可以呈排空状态。
2. **注意**：正常结肠分布多变，迂曲冗长，但结肠肝曲和结肠脾曲分别固定于右上腹和左上腹，应该能够识别。横结肠可以向下伸入盆腔，但肠内粪便由近端到远端逐渐成形，呈固体状，最终形成硬块，可以轻松辨认出，只不过通常夹杂有许多小气团。
3. 在腹部X光片上学会认识肠内容物（见图1.11和图3.11）。发现粪便也就找到了结肠，在分析X光片时，特别对区分小肠和大肠，这点非常重要。出现大块粪便聚集，最有可能是便秘所致。有时会累及直肠（正常人直肠通常是排空的），充溢性尿失禁常伴有直肠内大块粪便。
4. 尽管有些患者结肠袋皱襞完全显影，横行于肠腔内，但多数情况下结肠袋皱襞仅部分显示。

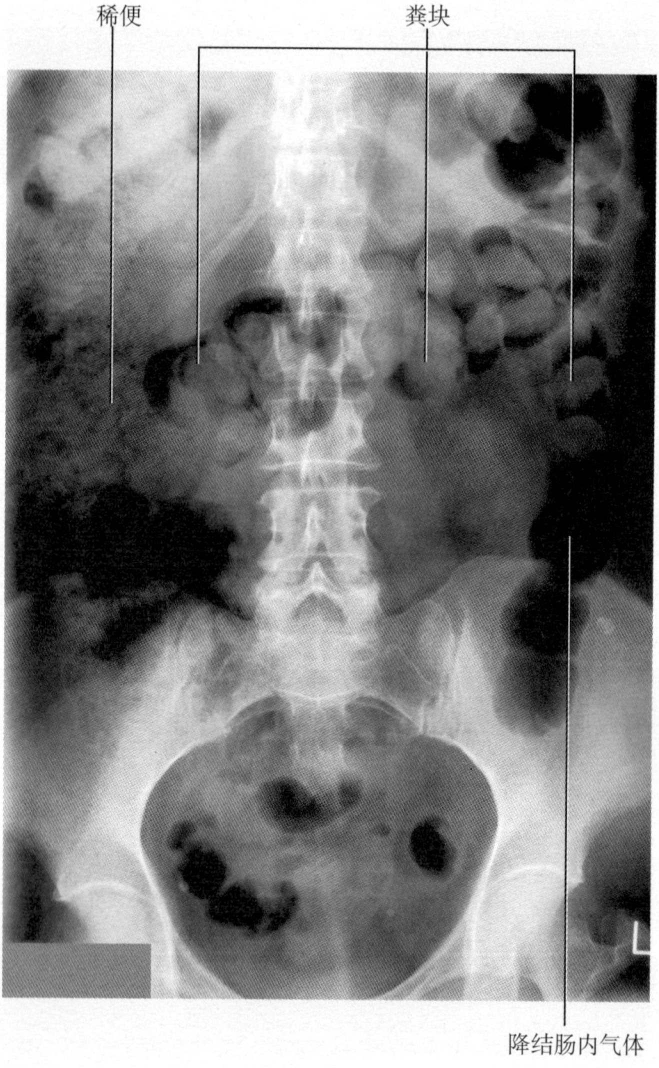

图1.11 仰卧位腹部平片示升结肠内稀便影，横结肠和降结肠近端肠腔内见“浓缩”固体粪块或“粪块”，以及可见降结肠远端肠腔内气体。

前后位立位X光片

简述立位X光片

为了降低辐射，近年来立位X光片逐渐取代了传统的立位加仰卧位X光片。其不仅可显示液平面，而且增加了游离气体诊断的可信度，同时有助于解决其他一些疑难病症。有趣的是，随着放射学院准则的出台，立位X光片检查越来越多，常用于“模棱两可的情况”，也就是仰卧位片不确定或者异病同影。

立位拍摄腹部X光片时，在重力的作用下会发生许多变化。主要是：

- 气体上升
- 液体下降
- 肾脏下移
- 横结肠下移
- 小肠下移
- 乳房下垂（女性：仰卧位乳房偏向两侧）
- 下腹部膨隆，X线密度增加
- 膈肌下降，肺底部透过度增加

肝脏和脾脏（周围韧带的固定）更容易显示，中下腹腔内结构反而显示不佳。下腹部膨隆，在重力作用下，引起器官聚集和软组织密度增加，下腹部结构清晰度下降。直立时结肠高度的变化和肾脏自身的下降，会有利于肾脏的显示。

然而，立位片可以显示液平面（见图3.5），有助于对肠梗阻和脓肿的明确诊断，不过，正常X光片没有液平面或液平面非常小。肠穿孔时在立位X光片上气体上升进入膈肌下方，此时可以诊断气腹。

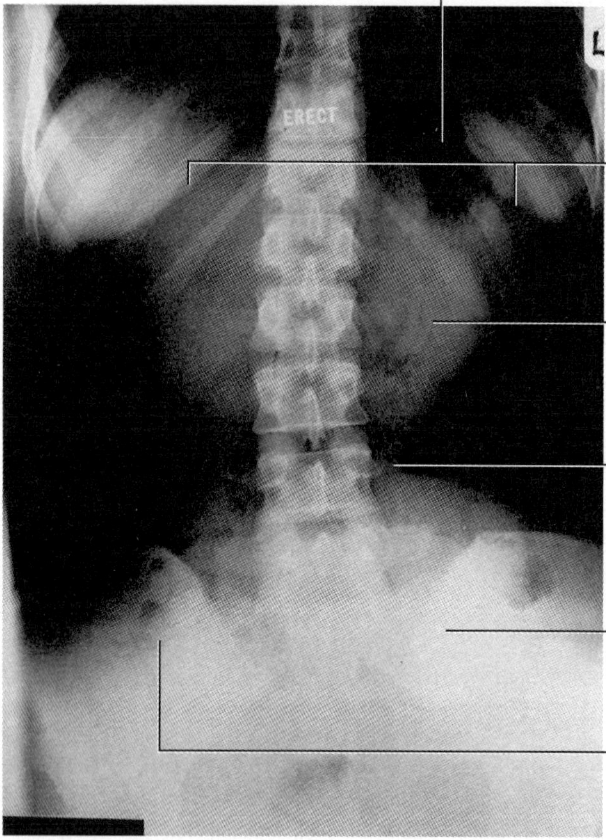

图1.12 为女性患者正常立位典型腹部X光片，然而，液体量少不足以形成液平面。

观察（图 1.12 ——**注意**：与图 1.1 不属同一患者）：

- T_{11} 椎体上标有“直立”二字。
- 乳房位置下移导致左右上腹部密度增高。不要误诊为肝脏和脾脏——边界向外侧延伸超出腹部的范围。
- 胃底部气体——立位的典型表现。
- 该患者胃黏膜之间可见少量气体。
- X 光片中心偏上，肺底部显影，但骨盆部分未显示。
- 结肠因重力作用下降以及下腹部向前膨隆均导致下腹部密度增高，解剖结构变模糊。

钙化灶

寻找生理性钙化

下列组织结构在正常时可以发生钙化，易产生误诊，应学会识别它们：

肋软骨钙化易误诊为——胆结石和肾结石
　　　　　　　　　　　肝脏和脾脏钙化灶
　　　　　　　　　　　肺底部陈旧性结核

主动脉钙化易误诊为——主动脉瘤（如果走行迂曲）

髂动脉钙化易误诊为——髂动脉瘤（如果走行迂曲）

脾动脉钙化即“中国龙征”易误诊为——脾动脉瘤

盆腔静脉石易误诊为——输尿管或膀胱结石、输卵管套扎

肠系膜淋巴结钙化易误诊为——肾或输尿管结石，脊柱、骶骨和髂骨硬化性疾病

将上述正常征象误认为异常，由此而产生的一切严重后果随时可能发生。别让类似的事发生！

肋软骨

胸部和腹部X线检查时，观察肋骨前端。许多患者表现为肋骨前端突然消失，肋软骨不显影。然而，仔细观察，有些患者肋骨完整，清晰可见。肋骨前端边缘密度增高或完全致密，在男性中尤为明显。而在女性中，肋骨前端明显呈点状或中央高密度。这种变化随年龄的增长更为明显，不过，有时年轻人肋骨前端密度可以明显增高。

观察（图1.13）：

- 中上腹多发高密影其实是肋软骨钙化，不仅类似某些器官内的钙化，如结核或肝脾肾结石，而且可以掩盖这些器官内的钙化和结石。

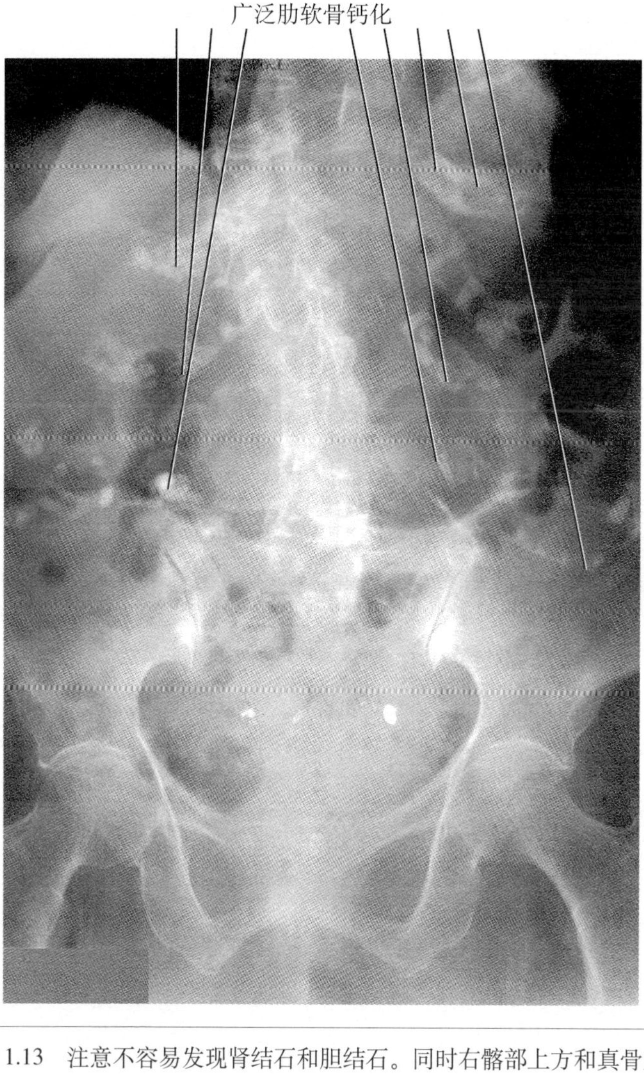

图 1.13　注意不容易发现肾结石和胆结石。同时右髂部上方和真骨盆内（憩室）残留部分钡剂。

如何鉴别？为了进一步明确诊断或除外结石，需要斜位或立位X光片、断层片、超声或CT扫描。当X线管与患者身体下方的X光片反向移动时，拍摄出的X光片为断层片。断层片能使某一特定层面成像，而使其他层面的影像模糊不清。

主动脉

观察（图 1.14）：

- 钙化的腹主动脉在腰椎前方走行，于L_4椎体下缘分为左右髂动脉，经过L_5椎体和双侧髂骨翼向下外侧走行。通常髂总动脉和髂外动脉壁呈间断线样钙化，并经过真骨盆与腹股沟处的股动脉相延续，这种动脉壁钙化表示动脉粥样硬化。
- 随着年龄的增长，主动脉钙化逐渐加重，就像胸部X光片见主动脉弓结钙化那样，40岁以后见主动脉开始钙化。仔细观察腰椎前方寻找平行的斑点状钙化或轻微聚集的钙化斑：日常工作中必须不断地培养这种能力，以便除外主动脉瘤。需仔细观察，不要将骨关节突增生的骨赘误诊为主动脉、动脉瘤或横突远端钙化。
- 有些患者主动脉可能走行弯曲，位于脊柱左侧或右侧，但绝不会是动脉瘤（136 ~ 137 页）。
- 诊断动脉瘤前需观察钙化的动脉壁，寻找平行钙化线是否消失，因血管走行迂曲时，外观非常像动脉瘤。
- 留意患者的年龄。主动脉早期钙化可能是某些疾病的重要征象，如糖尿病或慢性肾衰竭，并非都是老年人生理性改变。

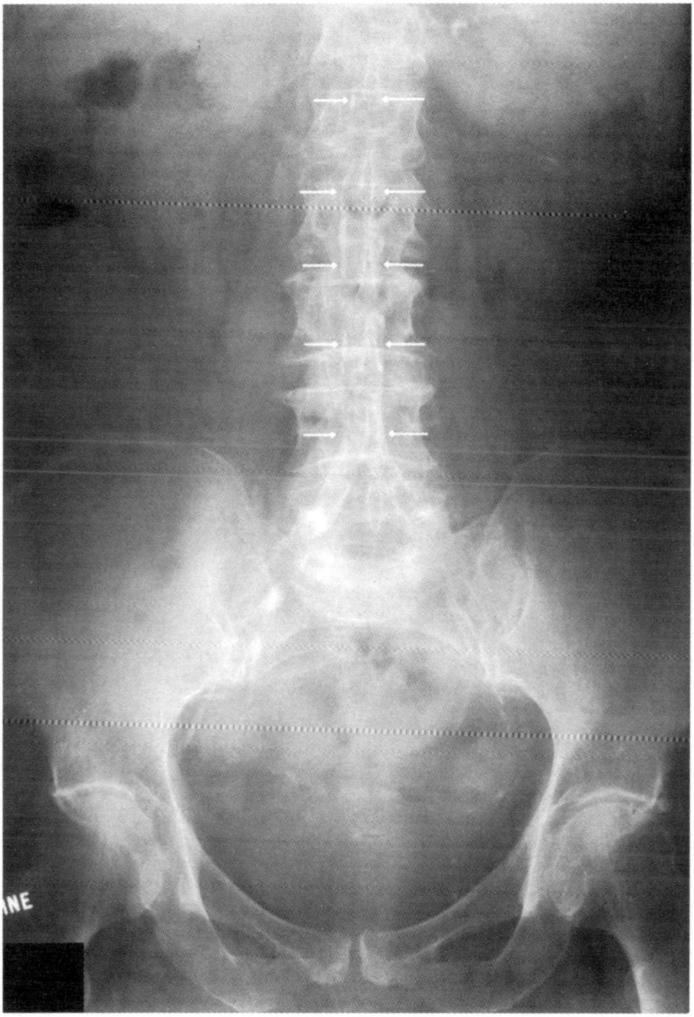

图1.14 注意钙化的主动脉与脊柱重叠（钙化一直延续到髂动脉）。日常工作中必须培养自己观察主动脉钙化的能力。

盆腔静脉石

观察（图 1.15）：

真骨盆：见多发圆形高密度影，边界光滑，部分阴影内中央密度较低，这就是静脉石。静脉石（名称源自希腊语）可以是一两块，也可以是多个。静脉石本身没有临床意义，但对于肾绞痛的患者需要通过 IVU 或 CTU（CT 尿路造影）除外输尿管结石。并非所有盆腔内高密度影就意味着是尿路结石。罕见原因可能是盆腔内血管瘤。

注 意：盆腔静脉石与输卵管套扎可能非常相似。

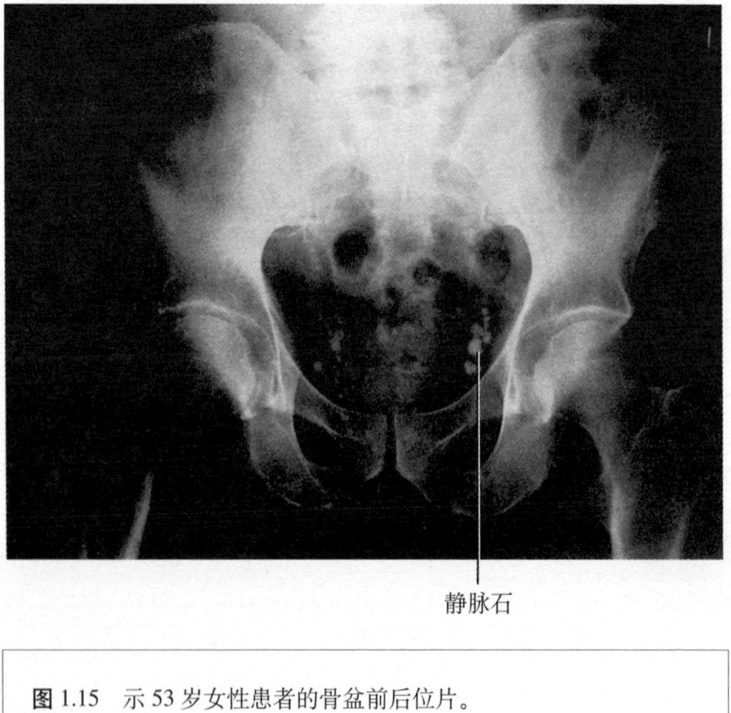

图 1.15 示 53 岁女性患者的骨盆前后位片。

观察（图 1.16 和图 1.17）：

- 真骨盆内左侧高密度结节：静脉石或结石？

造影前拍摄 X 光片（对照片）有以下目的（32 页）：

- 保证膀胱是排空的（摄片前要求患者排尿）
- 检查 X 光片质量，以防使用被污染的 X 光片
- 注射对比剂前尽量确定双肾位置
- 寻找结石
- 除外主动脉瘤——静脉尿路造影（IVU）时通常下腹部腹带加压，以保证肾盏充盈对比剂，但在下列情况下禁用：肾绞痛、其他急腹症、术后或外伤患者。目的是防止意外压迫动脉瘤。使用腹带加压应该在放射科医师的正确指导下进行
- 显示意想不到的征象
- 对疑似恶性肿瘤患者寻找肺底部和骨转移灶。也可能出现明显肝脏增大

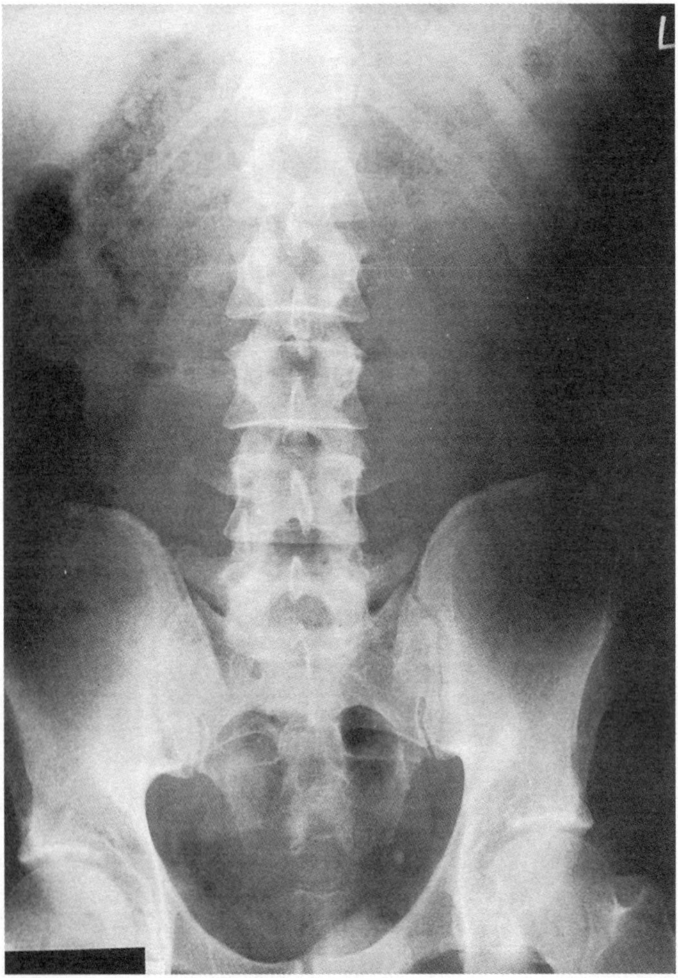

图1.16　为45岁男性患者的仰卧前后位片，怀疑左肾绞痛。泌尿科医生称此片为腹部平片（Kidneys，Ureters and Bladder，KUB）。其它称谓包括定位片（SCOUT 片）和预检片（PRELIM 片），不过正确的放射术语应是对照片（CONTROL片）。意思是在使用对比剂前评价患者所拍摄的 X 光片。

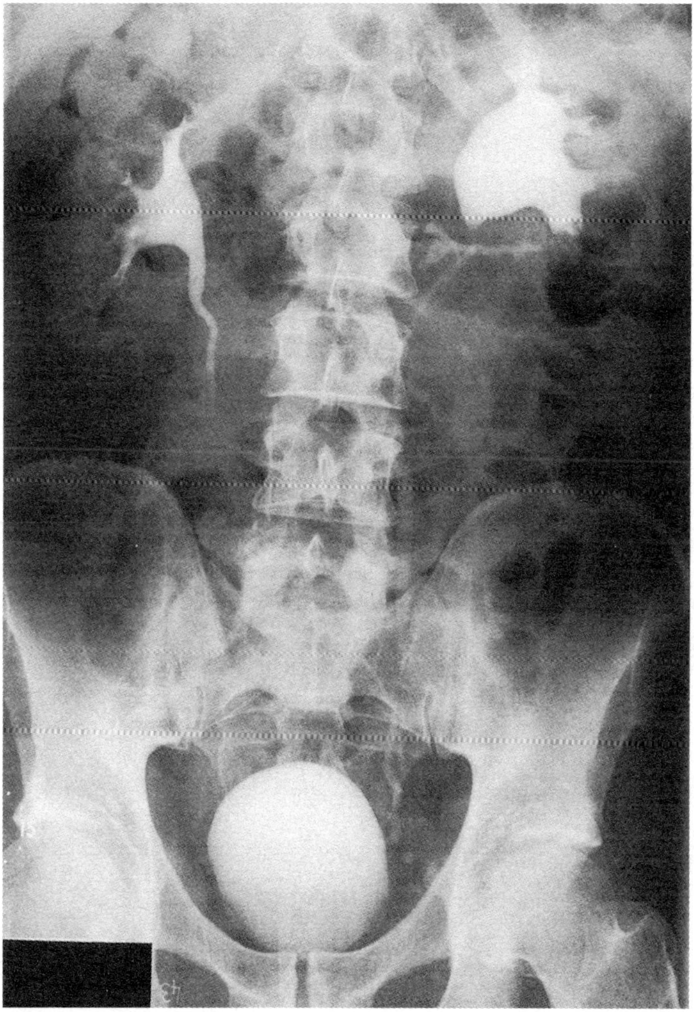

图 1.17 同一患者注射对比剂后拍摄的 X 光片。注意左侧输尿管走行于盆腔内高密度影的内侧，说明不是结石而是静脉石。患者疼痛的原因位于上方，即左肾盂输尿管结合部，此处狭窄，肾盂扩张（肾积水）。

脾动脉

脾动脉钙化可以是间断性的，与图 1.18 相比不容易识别。不应将部分脾动脉钙化误诊为脾动脉瘤。

不应该误诊为肾动脉钙化：当然脾动脉和肾动脉钙化可以同时存在，而肾动脉钙化通常为双侧，然而只有脾动脉表现迂曲，从脾门发出。脾动脉钙化若与重度肋软骨钙化（图 1.18）重叠则很难识别（见 27 页）。

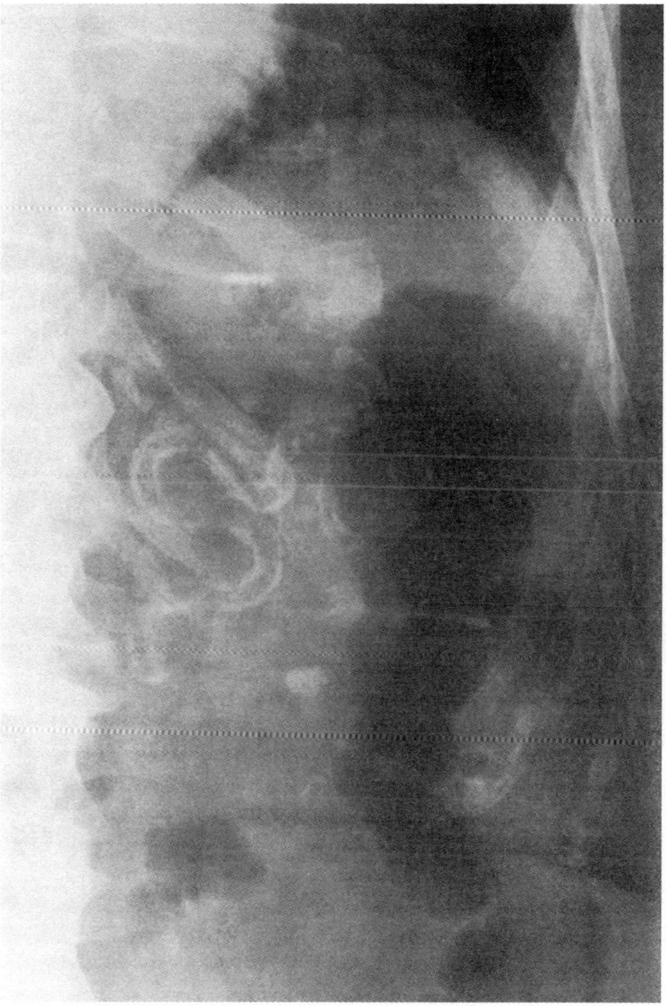

图1.18 脾动脉钙化。78岁女性患者左上腹X光片。注意左侧腹部匍匐上行的平行钙化的管状结构，酷似焰火中的“穿天猴”或“中国龙”，指向脾门，正是脾动脉。注意同时伴有广泛肋软骨钙化和右心室内起搏器电极。

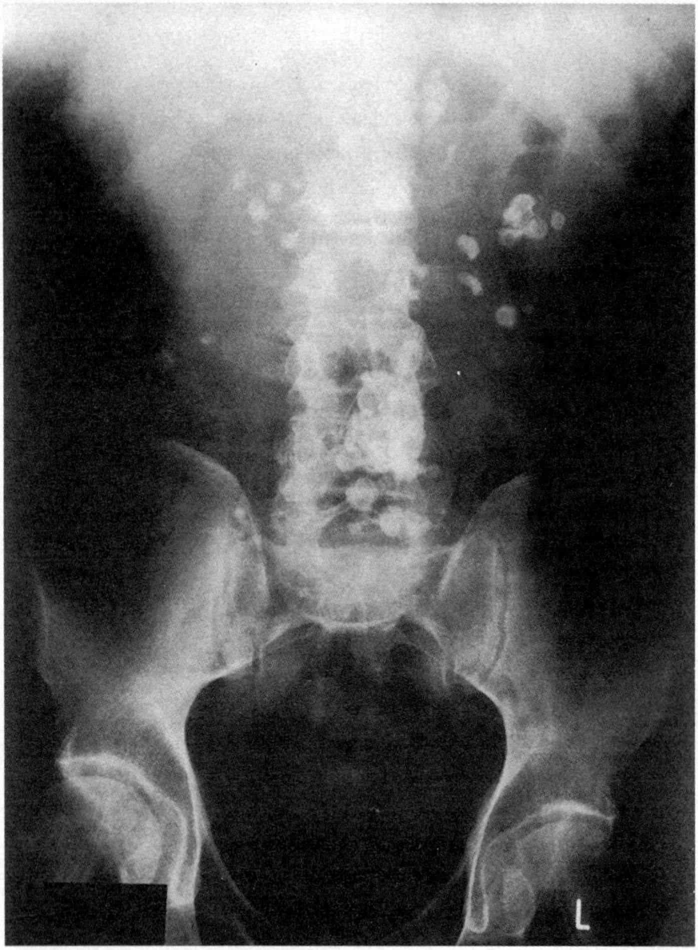

图1.19 为45岁男性患者仰卧前后位腹部X光片，患者有腹痛，X光片显示多发淋巴结钙化。

淋巴结钙化

观察（图 1.19）：

- 意外发现腹部多发结节状致密影
- 在 $L_{3\sim5}$ 水平高密度结节堆积成簇
- 上腹部见小结节状致密影

为钙化的淋巴结。就淋巴结钙化而言，患者通常没有任何症状。肠系膜内淋巴结很容易活动，不同时期拍摄的X光片显示其位置变化很大。腰椎上硬化性病变在立位片或小角度斜位片上位置不会发生变化，否则表明是与椎体重叠的钙化淋巴结。需要牢记的是你所观察的X光片是相互重叠的三维结构的二维表现。肠系膜淋巴结钙化通常由既往肠结核杆菌感染所致，局限于局部淋巴结。有时需要与肾结石或输尿管结石鉴别，而这可能正是诊断的难点所在。

注 意：腹膜后淋巴结钙化或淋巴造影后密度增高的淋巴结均可以与脊柱重叠，但这些淋巴结位置偏后，且很少发生移动。目前，在英国已不再使用淋巴造影。淋巴结钙化需要与结石或脊柱旁和髂血管旁器官内钙化相鉴别。

腺体内淋巴结钙化多不规则，成簇分布，主要局限在腹部和假骨盆，很少出现在真骨盆。

偶尔在盆腔内发现边缘光滑、单发、圆形或椭圆形钙化影，为钙化的“肠脂垂”，并非钙化的淋巴结。肠脂垂是沿结肠分布的脂肪小球。

侧卧位片

简述侧卧位片（图 3.10）

- “decubitus”（侧卧）来自拉丁语“decumbere”一词，意思是躺下，像罗马贵族侧身躺在宴会上用餐，意思是病人左侧或右侧卧位。其目的是为了获得更多信息，如证实少量游离气体，或者为了显示液平面，特别是那些久病卧床不起的患者。X线束从床一侧平行于床面射入，与仰卧位片不同，后者 X 线束从正前方垂直射入。
- 侧卧位片要求近距离、仔细阅片，如果不清楚将要从侧卧位片上观察什么，不应该盲目选择。侧卧位片拍摄前通常需要与放射科医师协商，或者技师认为的确需要拍侧卧位片而不是立位片。然而，侧卧位片可能非常有价值，并能进一步明确诊断。为了让游离气体上升到侧腹部，患者体位摆好后应间隔5～10分钟后拍片。因游离气体有时非常少，如果间隔时间太短，容易漏诊。
- 液平面与身体长轴平行则能肯定是侧卧位片，相反与身体长轴成垂直则为立位片（见76页阴囊X光片）。侧卧位片在常规钡餐造影检查中经常采用，也有助于显示游离胸腔积液，如区别肺底积液与膈肌膨升，对于不能深吸气的患者也有利于肺底部成像。注意仰卧位 CT 扫描气体位于肠管内前部，液体位于肠管内后部。

注 意：右侧卧位片为患者右侧卧位时拍摄的X光片。左侧卧位片为患者左侧卧位时拍摄的 X 光片。

因投照原因侧卧位片多较黑（即曝光过度），为了看清楚X光片中影像常需要在强光灯下阅片或者数字图像经适当调窗户后阅读。

侧卧位片拍摄时最好同放射科医师协商，并由放射科医生阅片。一旦第二天报告穿孔（容易遗漏）为时已晚，会危及患者生命。只要你能记住在申请单上提供电话号码，一旦发现穿孔，任何一位称职的放射科医师都会及时通知你。

第2章

实质器官

肝大

- 就像脚和鼻子那样，肝脏也有不同的形态和大小。只有肝脏明显增大时临床才能触及，腹部X线检查也呈病理性增大，但实际并不完全如此，这种评价常常带有主观性。
- 如前所述，慢性阻塞性肺病肺内残气量缓慢增加可以推挤肝脏下移，或者解剖变异出现肝右叶增大（Riedel叶）（见图6.24），二者均可以出现类似表现，这点必须牢记。反之，当邻近器官明显移位，或者如简易手册中规定的标准，当肝脏最大长径超过16cm，才可以考虑肝脏增大，但临床表现和X线征象并不完全一致。
- 当然，肝脏增大没有特异性，仅仅是进一步做肝功能和影像检查的理由，常首选超声检查。
- **注意**：正常肝下缘非常锐利。肝下缘变钝意味着很有可能是病理性增大。
- 肝脏位于左侧腹腔内，这种情况非常少见（内脏转位）。认真检查肝脏所在部位左、右标记，有助于避免漏诊内脏转位。

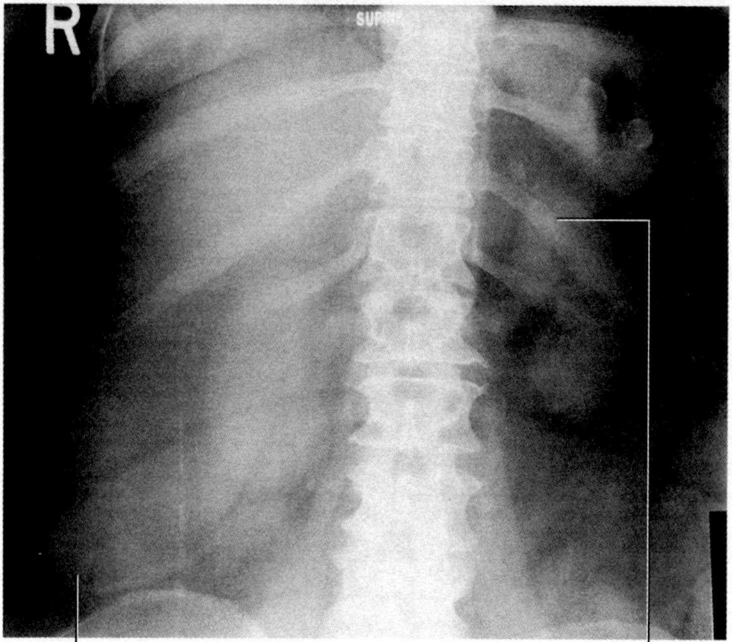

图 2.1　为腹部 X 光片，68 岁女性患者，右侧腹部触及巨大肿块。

观察（图 2.1）：

- 右侧腹腔内巨大肿块达到髂嵴水平
- 右侧腹腔内肠管因推挤移位而消失
- 右侧腹部密度增高
- 肿块下缘呈圆形
- 肾周脂肪使右肾外缘清晰可见，说明肿块与肾脏无关
- 右侧标记证实是肝脏
- 左肾位置较高（上界位于 T_{11} 椎体）

肝脏体积增大，有时在胸部X光片和腹部X光片上表现为右侧膈肌上升或右肾下移。左肾位置偏高会误以为右肾下移。

需要深思熟虑的是：同成人相比，儿童肝脏相对占据的空间更大。

肝脏增大

主要原因：

恶性肿瘤	转移瘤、肝细胞癌、胆管细胞癌
代谢物沉积病	糖原贮积、淀粉样变性、脂肪肝
炎性	肝炎、脓肿、寄生虫、结核等
肝硬化	早期
血管性	心衰、心包炎、三尖瓣关闭不全
血液性	骨髓纤维变性、白血病、淋巴瘤

肝小

身材矮小的个体，肝脏外观小，但结构和功能正常，不应该通过腹部平片就认为肝脏属于病理性缩小。

肝脏外形变小的继发原因是结肠襻或者更少见的原因是小肠襻伸入肝脏上方，出现在膈肌下方（见图4.5间位结肠）。某些正常个体可以出现这种肠襻，但不能以此证明肝脏缩小。然而，肝脏外形小多见于胸廓出口宽大的患者（COPD），或者手术后患者，外科医生将内脏推向一边（如主动脉）。

肝脏缩小的常见原因是晚期肝硬化，肝硬化的原因：

- 酒精
- 肝炎
- 药物
- 梗阻

同时合并脾脏增大和门脉高压。

脾大

腹部 X 光片通常不能显示脾脏。当脾脏增大（> 15cm），或合并腹腔内肿块，脾脏体积增大密度增高，并引起邻近结构移位。正常脾脏可以出现左肾压迹，在脾肾接触的部位形成“脾驼峰”（不要误诊为肾脏增大），有时可以出现副脾（超声和CT不容易诊断）。

注 意：有时因先天缺如或手术切除，患者脾脏缺如。

脾脏可以非常巨大，特别是在发展中国家当患者就医太晚。脾脏增大没有特异性，有许多原因。

查找（图 2.2）：

- 左上腹向内下方生长的软组织肿块，在胃后壁产生“半月形”压迹（本图中未显示）
- 左侧膈肌上升
- 胃向内侧移位
- 左肾向下移位，同侧（左侧）腰大肌外缘消失
- 结肠向下移位
- 合并肝脏增大和淋巴结肿大（本图未出现类似表现）

注 意：有时脾脏向左下增大，位于左肾外侧。

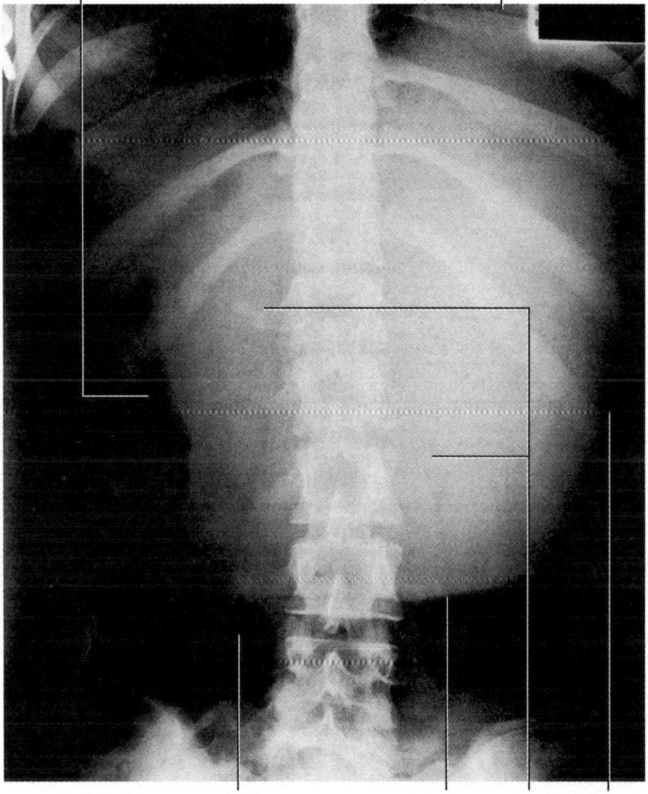

图 2.2　脾脏增大。成年女性患者 X 光片，该患者无明显不适出现左上腹巨大肿块。血液化验结果为白血病。超声检查发现肿块为增大的脾脏。肝脏大小正常。注意右侧标记位于 X 光片左上方。

脾脏增大的原因

外伤	脾破裂包膜下血肿致脾脏明显增大
感染	急性：感染性单核细胞增多症 感染性心内膜炎 慢性：结核 布鲁菌病 艾滋病 疟疾
肿瘤	支气管、乳腺、肠道和前列腺癌继发转移（罕见）
淋巴系统疾病	霍奇金病 非霍奇金淋巴瘤
血液系统疾病	白血病 红细胞增多症 骨髓纤维变性 溶血性贫血
代谢物沉积病	戈谢病
门静脉高压	
囊性肿块	多发囊肿病 包虫病 发育性囊肿
其它	风湿病 淀粉样病 肉瘤 胶原血管病

肾脏增大

注意（图 2.3）：

- 巨大肾脏，但表面光滑
- 正常肾脏位于 T_{12} 椎体左上缘至 L_3 椎体右上缘之间，或者大约三个半椎体（加椎间隙）
- 本例患者肾脏位于 T_{12} 椎体左上缘至 L_4 椎体右上缘，或四个半椎体（包括椎间隙）

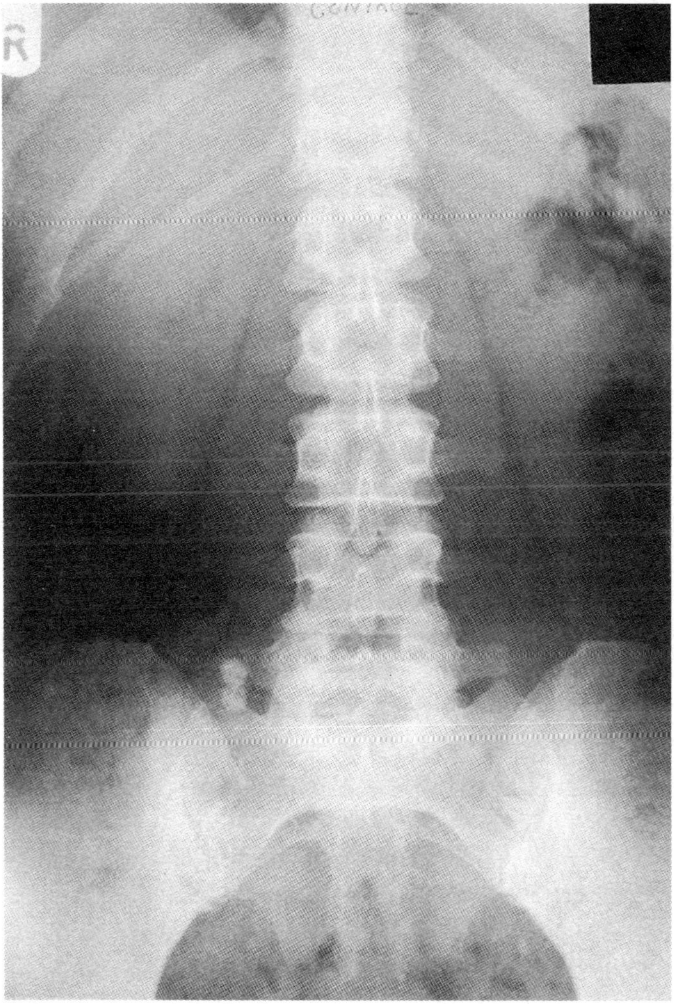

图2.3 肾脏增大。急性肾小球肾炎患者的X光片，临床症状和体征表现为发热、血尿和蛋白尿（注意双侧骶髂关节硬化和右侧腰骶角处钙化结节）。

- 肾脏大小和形态变化大，通常左肾较右肾稍大约1.5cm。重复肾（即一个肾脏具有两套排泄系统）外形异常增大，但组织学检查正常。
- 通常肾脏男性大于女性，但正常肾脏长径不应超过三个半椎体，包括椎间隙。长径的测量从椎体两侧肾上极至肾下极。肾脏超过12cm或小于9cm分别为病理性增大或缩小。正如肝脏一样，婴幼儿肾脏与成人相比相对较大。
- 双侧肾脏增大或单侧肾脏增大而对侧肾脏大小正常或者萎缩变小。肾脏增大见于弥漫性疾病，更多见于局限性疾病，如囊肿、肿瘤或局灶性肥大。如果一侧肾脏功能丧失或手术切除，另一侧肾脏可以出现代偿性肥大，然而老年人代偿能力下降。
- 发现肾脏增大的重要性在于若有肾功能不全，则有可能肾脏功能即将开始恢复。尽管为了明确诊断需要活检检查，但一定先做超声除外肾脏阻塞并评估肾实质。
- 相反，肾脏变小常常是终末期肾病的反映，是不可逆的。按理可以活检，但有一定危险性。
- 仔细观察肾脏的外形，是光滑、分叶或不规则，其重要性在于鉴别诊断。
- 有时肾脏转位不良，在IVU片上肾盂肾盏变形，在平片上大小明显异常。

双侧肾脏增大的原因：

- 急性肾小球肾炎
- 糖尿病肾病（肾小球硬化）
- 成人型多囊肾
- 急性肾小管坏死
- 急性肾皮质坏死
- 双侧急性肾盂肾炎
- 白血病肾浸润
- 淋巴瘤肾浸润

- 淀粉样病
- 肠管肿瘤肾转移
- 过度饮用啤酒——医学生应该注意！

单侧肾脏增大的原因：

- 急性尿路梗阻
- 急性肾梗死：肾动脉阻塞，肾静脉血栓
- 急性肾盂肾炎
- 放射性肾炎
- 重复肾
- 因对侧肾切除或肾功不全，而代偿性肥大
- 肾肿瘤

肾脏缩小

由于肠内容物和气体的重叠，在平片上诊断肾脏变小非常难或不可能。然而，如果病人神志清醒，不需要透析，则必有部分肾功能完好，有时肾脏可以显示。

切记：年龄愈大肾脏缩小或萎缩愈明显，老年人很少见代偿性肥大。X光片上测量会有20%～25%的放大率，因此X线肾脏大小的测量比超声、CT或MRI检查测量值大，静脉注射对比剂后做IVU测值甚至更大。

肾脏缩小的原因：

- 慢性肾小球硬化（双侧多见）
- 慢性缺血（如肾动脉狭窄、肾动脉粥样硬化）
- 慢性肾盂肾炎
- 反流性肾病
- 梗死
- 老年性萎缩
- 先天性发育不良（单侧多见）

先天性肾发育异常

注意：切记有的患者可能仅一侧肾脏有功能，但本人并不知晓。外伤的患者尤为重要：曾将唯一有功能的肾脏切除在外科手术史上不止发生过一次。肾脏的修复和再生能力很强。

注意：对于清楚自己仅一侧肾脏有功能的患者，如仍有尿液排泌，则不可能是完全性尿路梗阻。年轻医生有时忘记患者一侧肾脏切除，为了明确梗阻原因而申请急诊IVU检查。

两种重要的先天性肾发育异常

盆腔肾

当肾床内未显示肾影，一侧或两侧肾脏常位于盆腔下部，称为异位肾。盆腔肾肾炎类似阑尾炎或附件炎。切记：移植肾固定在盆腔，甚至肾床内正常肾脏不显影。

马蹄肾

有时平片可以拟诊或诊断马蹄肾。马蹄肾多位置较低，且上极向脊柱内侧倾斜消失。特征性X线征象是肾下极皮质向内侧走行跨越腰大肌与对侧肾下极皮质相连，这种表现容易与肠管或胃内液体相混淆。马蹄肾肾下极相连处称为峡部。马蹄肾肾收集系统向前旋转。峡部可以有功能，亦可能仅是纤维组织。

观察（图 2.4）：

- 肾皮质缘横跨腰大肌（真实情况）
- 并L_{3-4}椎体左侧发育畸形，脊柱向左侧突出（偶然发现）

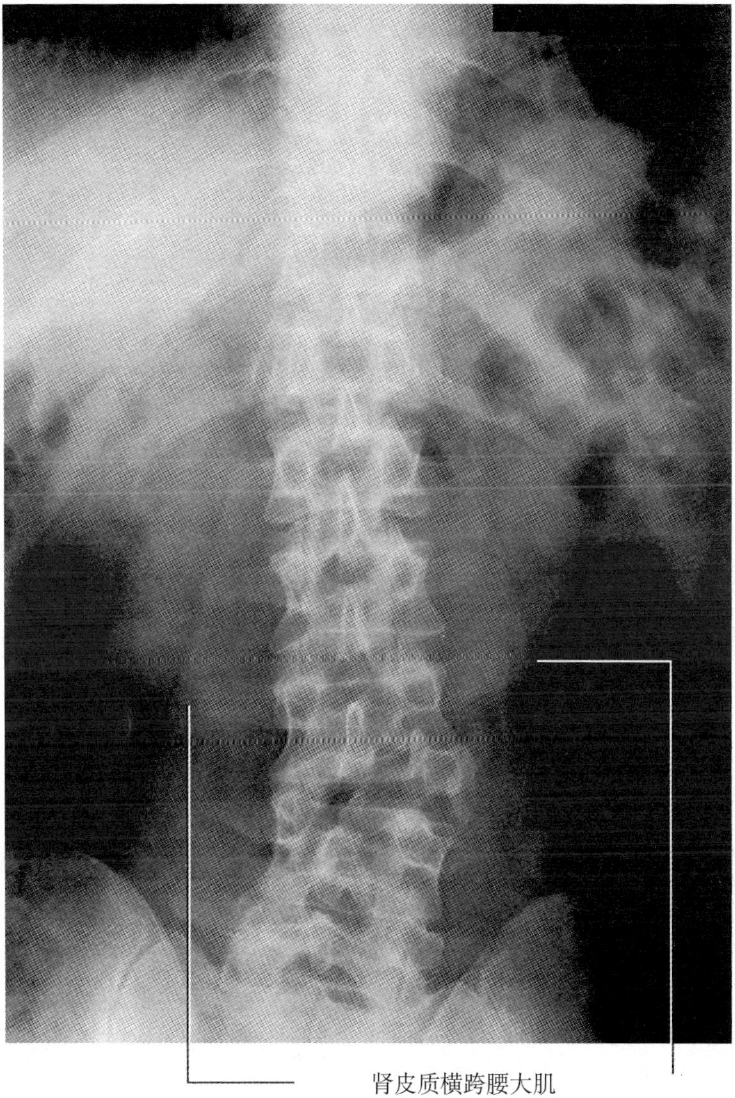

图 2.4　马蹄肾平片表现

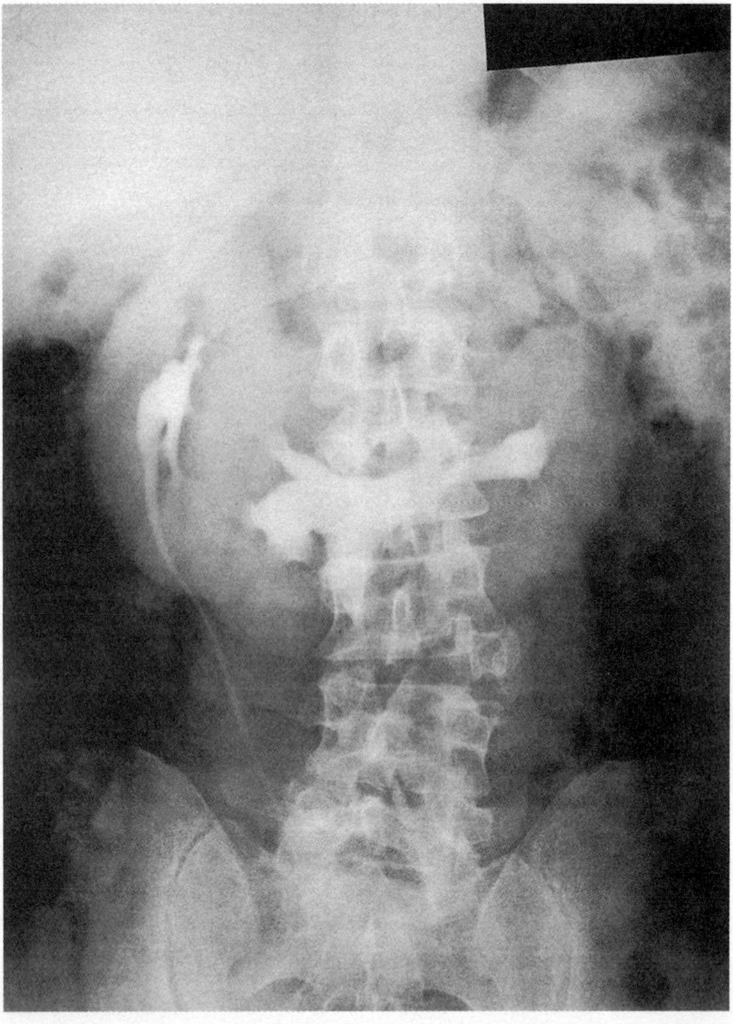

图 2.5　马蹄肾。同一患者静脉注射对比剂后摄片证实为马蹄肾。

观察（图 2.5）：

- 肾脏收集系统相互融合与脊柱重叠，以及峡部
- 合并右肾旋转异常，收集系统指向前侧方而不是内侧

合并症

马蹄肾易发生感染、结石和外伤。

峡部可以接受放射治疗。马蹄肾患者可以出现 Turner's 综合征。

肾肿块

肾肿块多在患者出现尿道症状如血尿时发现，也可因其它原因如背疼做X线检查时偶然发现，不过，即使较大的肾肿块平片也可能遗漏。然而，明显肾肿块可见：

- 肾脏轮廓变形
- 引起肾脏移位
- 相互重叠的积气肠管发生移位
- 跨越中线进入对侧

一旦发现了肿块，首先要明确肿块是实性还是囊性，超声通常很容易鉴别。然而，为了发现腰大肌模糊或椎体破坏，首先要进一步仔细观察X光平片，一旦发现腰大肌或椎体有类似表现说明肾脏是转移瘤。尽管胸部X光片已经发现肺内转移，但腹部X光片有时也能显示肺底部，也可以发现肺转移瘤，因此观察腹部X光片应常规观察肺底部。

接下来可利用 CT、MRI 或活检等进行肿瘤分期。

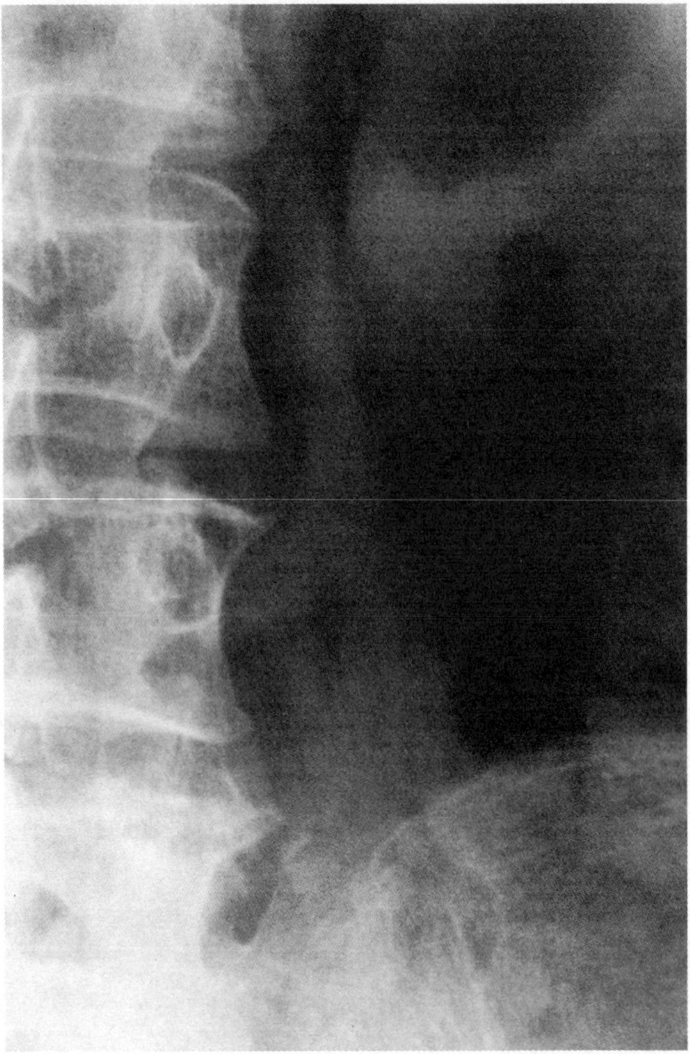

图 2.6　示左侧腹部局部放大片。患者，男，56 岁，现后背疼痛。

患者（图2.6）因后背疼痛做腰椎和腹部X线检查。除轻微骨质退变外，椎体无其它异常，不过，仔细观察发现左侧腹部巨大肿块，很明显不是正常肾脏。超声证实为左肾实性肿块。活检证实是肾癌。

忠告：不要将自己局限于X光片某一兴趣区，而应全面观察。常常会发现一些意外征象。

注意：否则会陷入困境之中。

简述“肿块占位效应”

显然肿块可以发生在腹部任何部位，有许多共性，即形成致密阴影并引起周围肠管移位。为了查清原因必须进一步检查(超声、CT、MRI等)。肿块内出现气体表示肿块为肠管的一部分（如肠扭转）或可能是脓肿（见图4.13和图4.14)。肿块内出现钙化可以使肿块密度增高，对鉴别诊断有帮助。

盆腔肿块

膀胱

盆腔X线检查发现较大肿块最常见的原因是充盈的膀胱（图1.1），与许多因素有关：

1．患者等候护送到放射科以及护送过程耽误一段时间。

2．放射科就诊人数多常需要患者再等一段时间。

3．有些患者因尿路梗阻如前列腺疾病膀胱排尿困难。有些患者因做腹部平片和肾脏超声检查特要求膀胱憋尿，不过最好在X线检查前排空膀胱。

为了发现膀胱，需要查找：

- 盆腔内圆形或横椭圆形肿块，边缘光滑，密度均匀。由于内脏周围脂肪使膀胱外缘显影（见图1.1）。
- 小肠向上移位。小肠活动自由，很容易被推移到盆腔外。
- 此外，因周围邻近结构（子宫和乙状结肠）肿块（如纤维瘤）或结肠内大便多致膀胱受压变形。

盆腔肿块的常见原因：

- 生理性膀胱过度充盈：男性或女性。
- 病理性膀胱过度充盈，如成年男性前列腺疾病引起的尿道梗阻或女性导尿管阻塞。
- 年轻女性或产后子宫较大。2000年《电离辐射医疗照射规章》（IRMER）严禁孕妇做X线检查。

女性盆腔内肿块主要包括：

- 平滑肌瘤——纤维瘤，常发生钙化
- 卵巢囊肿——大小可以像足球（图2.7）
- 卵巢肿瘤（良性或恶性）
- 盆腔炎、脓肿
- 子宫积血（子宫内经血淤积）
- 子宫内膜异位
- 阴道积血（处女膜闭锁经血淤积）
- 皮样囊肿，内含脂肪、牙齿、毛发

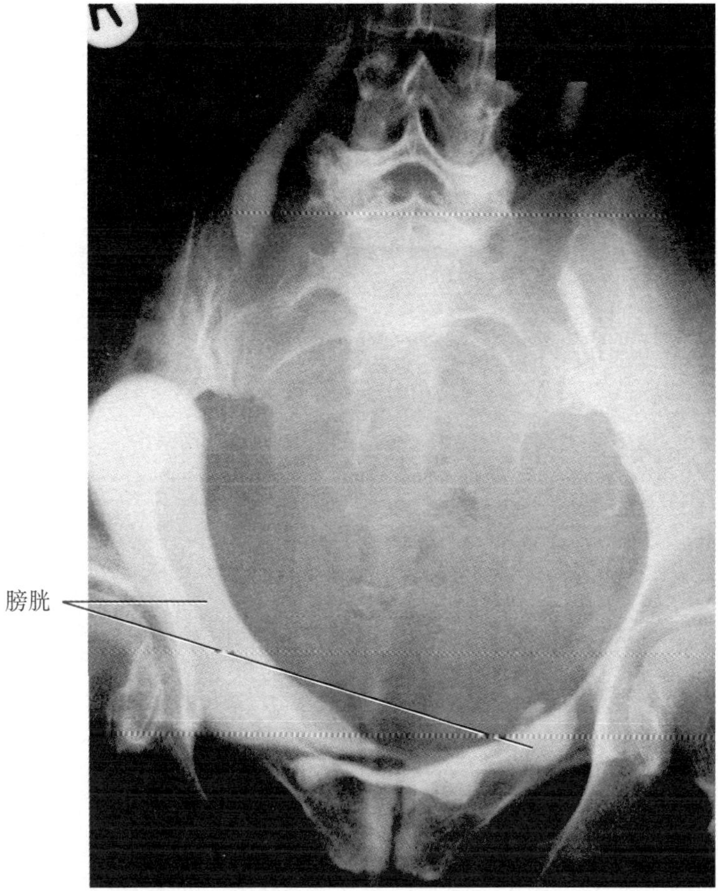

图2.7　前后位骨盆片：IVU检查，膀胱区。图中可见盆腔内巨大肿块明显压迫膀胱。肿块为卵巢囊肿，致双侧输尿管部分梗阻。因肿块仍位于中线，在 X 光平片上看似充盈的膀胱。

注意：子宫切除应在X线检查申请单上明确记录。

与妇科无关的原因：

- 阑尾炎或憩室炎继发脓肿，术后淋巴囊肿
- 盆腔肾（先天性）
- 移植肾

腹膜后肿块

腹膜后肿块常常导致患者腰大肌模糊或腰大肌外缘突起，并可以超过腰大肌外缘。腹膜后肿块如淋巴结肿大表现为肾脏（见图 2.8）或主动脉移位，需要进一步检查。

有时腰大肌外缘可以稍突起，不要误诊为异常。运动员腰大肌发达，正如发达的腓肠肌那样。这些运动员在青壮年期也可以发生髋关节退变，静脉尿路造影显示输尿管向外侧偏移——为确切征象。

观察（图 2.8）：

- 左侧腰大肌外缘消失，肿块突出于腰大肌外缘
- 脾脏正常
- 左肾向外上移位

淋巴瘤引起的腹膜后淋巴结肿大

- 腹膜后或腰大肌脓肿为常见病，常常需要急诊处理，X光片作用有限，通常需要 CT 扫描以明确诊断

要点：注意观察“腰大肌激惹征”，即患侧髋关节稍向前弯曲。腰大肌肌间隙内自发出血，形成血肿，如血友病患者或华法林治疗的患者。

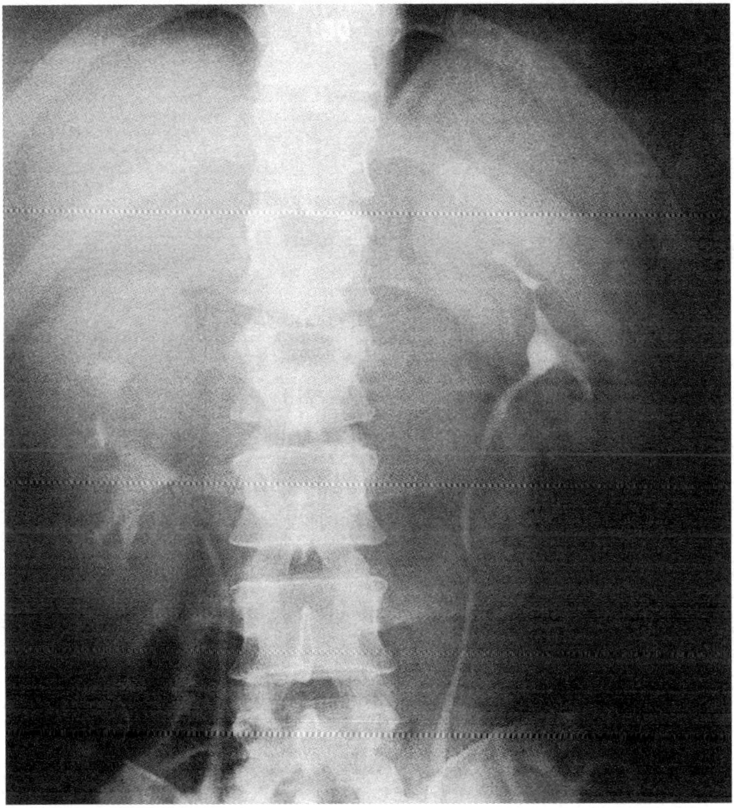

图2.8 年轻患者静脉尿路造影，收集系统显影。该患者出现颈部肿块，消瘦和背痛。

急性胰腺炎

平片不能诊断或除外急性胰腺炎。临床血淀粉酶升高支持急性胰腺炎的诊断。在急性胰腺炎诊断前，常规拍摄胸部和腹部X光片。急性胰腺炎及其合并症的影像检查选择超声或首选CT，但有时X光片可以发现诱因与合并症。

观察：

- 胆囊结石（可能是诱因）
- 胰腺内钙化（急性胰腺炎反复发作发展为慢性胰腺炎），偶尔胰腺肿瘤内出现钙化，并可以诱发胰腺炎
- 胸水，肺底部肺叶膨胀不全，膈肌升高
- 继发肠梗阻征象
- 极少数重症胰腺炎继发脓肿形成时胰腺内出现气泡
- 腹膜后积气、气腹——罕见，但见于重症胰腺炎。容易与肠穿孔混淆
- 腹水
- 骨梗死，如股骨头（非常罕见）

最新进展

选择多层CT动态增强扫描显示胰腺水肿的严重程度（可以是正常大小的10倍），并重点发现非缺血性坏死组织，在胰腺发生感染前可能需要手术切除。

第 3 章

空腔器官

胃

观察（图 3.1）：

- 胃异常扩张
- 胃内大量食物，未完全消化，与便秘相似，别发生误诊！
- 小肠内少量气体

观察（图 3.2）：

- 两处液平面，左侧为胃底部，右侧为十二指肠，即所谓的“双泡征”。
- 梗阻平面其实在十二指肠，因溃疡病继发瘢痕和狭窄所致。

注意：该征象也可见于新生儿先天性十二指肠闭锁——出生前超声检查可以明确诊断。

胃流出道梗阻的原因

- 胃窦部、十二指肠消化性溃疡瘢痕形成
- 胃窦癌
- 淋巴瘤
- 胃炎
- 克罗恩病（胃或十二指肠）和胰腺癌
- 结核
- 异物嵌顿
- 胃石（毛发团，蔬菜类）
- 转移瘤

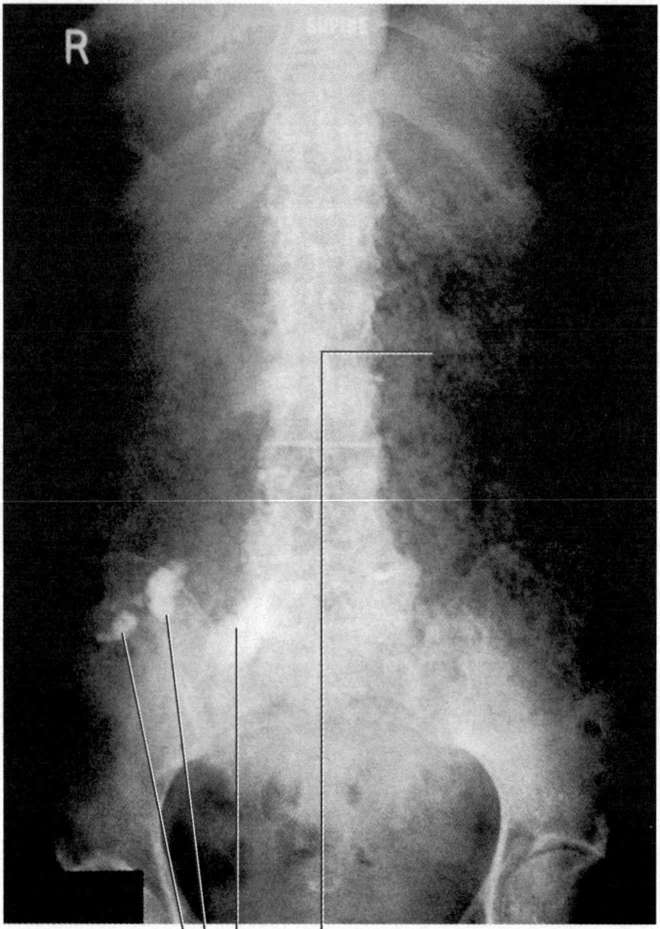

图3.1 为54岁男性患者，消化不良2年，现上腹胀、上腹部振水音和呕吐，这是由于幽门梗阻出现胃潴留所致。与胃石相似——蔬菜类（植物类胃石）或毛发类（毛发类胃石或毛发团，多见于动物）。

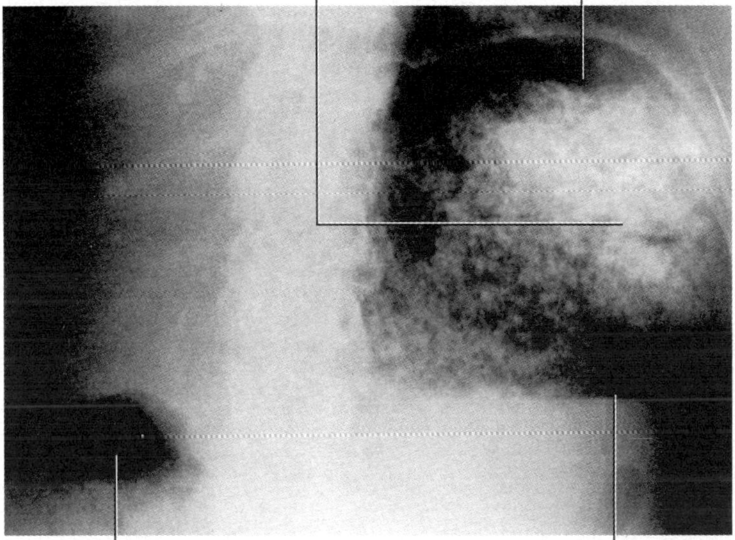

图 3.2　为同一患者的立位片。

胃肿瘤

有时腹部和胸部X光片可以发现胃底部肿瘤，偶然发现胃癌。

为了发现上述表现需要仔细阅片，生理性胃痉挛可以有类似表现，正常肝左叶对胃形成的压迹，以及术后胃底黏膜皱襞形成的充盈缺损等酷似肿块。当然，对具有上述征象并伴典型临床表现（消瘦、贫血、消化不良）的患者应进一步检查（图 3.3）。

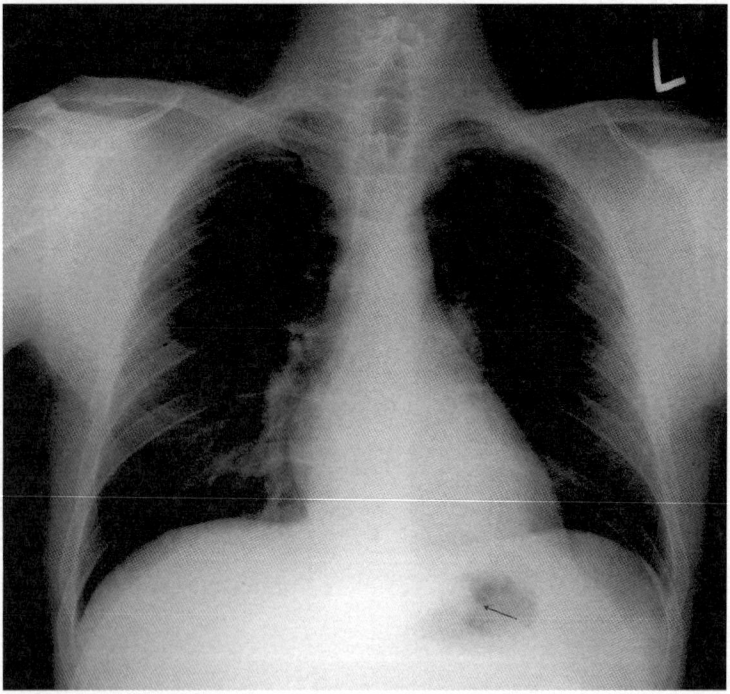

图 3.3　为胃癌患者，显示胃底部肿块（箭头所示）。

小肠扩张

小肠病变常在平片上表现为肠管异常积气积液，既可以是功能性肠梗阻也可以是真正的机械性肠梗阻。重要的是首先区分小肠和大肠。

一旦发生小肠扩张，正常情况下小肠内不规则小气团逐渐扩大并相互融合在一起，因此扩张的肠腔逐渐显示清楚，肠腔不完全被液体填充，显示出完整的黏膜皱襞。

切记：

- 结肠主要位于周边，含有粪便和气体，不过走行迂曲，有时转位不良
- 小肠位于中央，且肠腔含有液体和气体
- 梗阻端愈远，显示的肠袢愈多
- 梗阻时间愈长，液平面愈大
- 仅在立位片或侧卧位片上才能显示液平面，正常显示液平面很小
- 出现液平面并非一定是肠梗阻

急腹症 X 线检查中尽可能少用仰卧位腹平片和立位胸片。有经验的放射科医师主张尽量利用好现有X光片，但必须保证有立位腹部 X 光片。

注 意：目前有一种趋势正在忽视立位片，但在诊断肠梗阻、肾结石、脓肿和肠穿孔等疾病时，立位片非常有帮助。有趣的是，皇家放射学院最新准则中建议对疑似患者重新拍摄立位片，而作者本人对立位片一直情有独钟。

任何情况下仰卧位和立位片均应该包括全腹部，特别在仰卧位的时候，至少应包括膈顶和腹股沟疝环，因为该处正是腹股沟疝继发梗阻的部位。不过要记住即使出现疝也并不一定就引起肠梗阻。为了显示全腹部，每一种体位需要拍摄两张X光片。

观察（图 3.4）：

- 多个向心性聚集的积气扩张的肠管
- 有些肠管管腔内显示黏膜皱襞
- 没有液平面

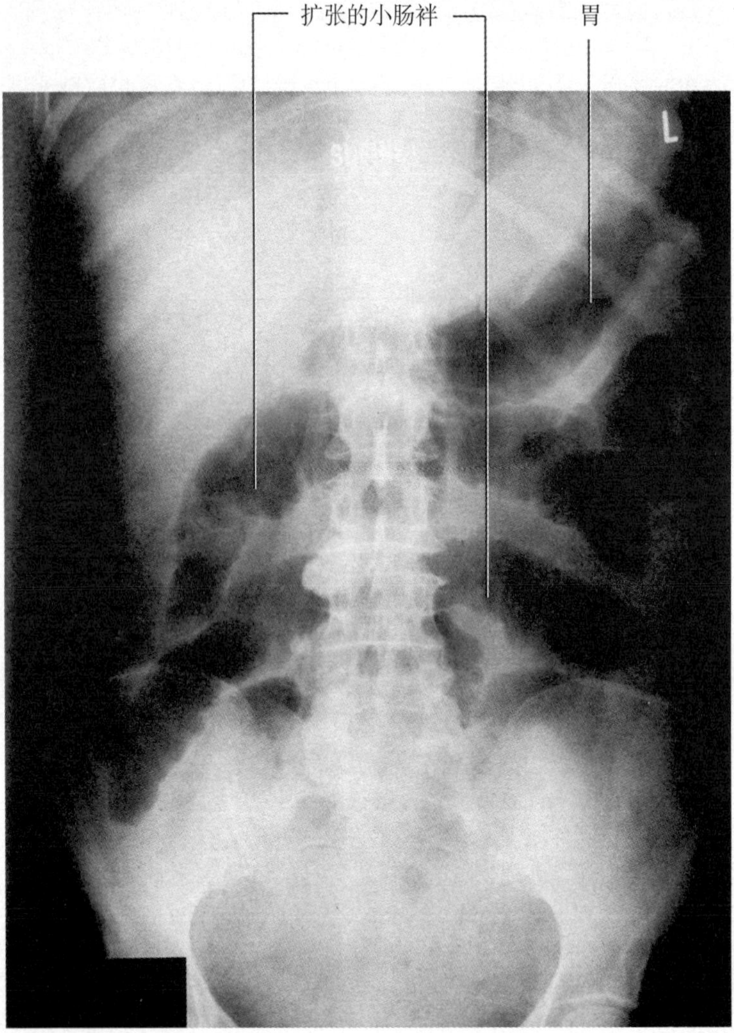

图3.4 为仰卧位腹部X光片，患者现腹痛、腹胀、恶心和呕吐。注意未发现液平面。

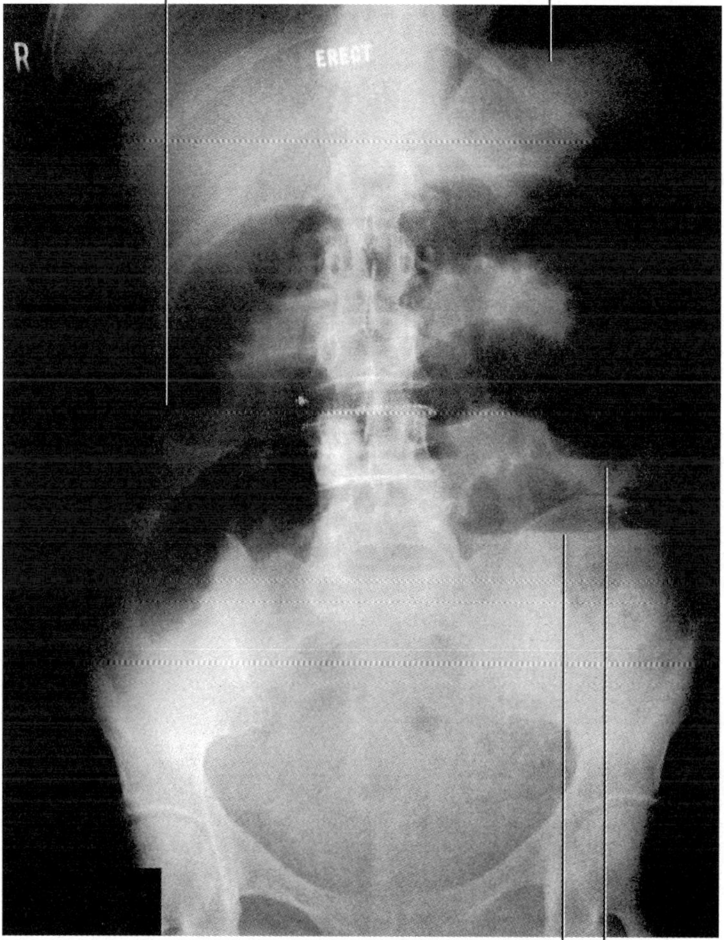

图 3.5　为同一患者的立位片。注意出现多个液平面。

图 3.5 为小肠梗阻的典型 X 线表现。肠袢较少表示为中段小肠梗阻而不是远端小肠梗阻。原因是几年前手术后肠管粘连所致。

注意：要显示液平面，需要肠管内积液、有气体以及立位或侧卧位片。没有气体将不能发现液体！

尽管梗阻和穿孔多单独发生，临床上明显不同，但必须检查患者是否由于梗阻而继发穿孔，这种情况虽然罕见，但具有重要临床意义。

注意：小肠梗阻鉴别诊断包括麻痹性梗阻，就X线检查而言，很难与机械性肠梗阻区别。通常临床方面帮助更大，如麻痹性梗阻多见于术后。

切记：肠梗阻可以是弥漫性亦可以是局限性，如后者见于阑尾脓肿附近的“哨兵肠襻”。

小肠梗阻的原因

- 术后粘连（在西方国家约占 80%）
- 腹腔内肠绞窄（内疝）
- 盲袢综合征
- 外疝（如腹股沟疝）
- 淋巴瘤
- 克罗恩病
- 肠腔内肿瘤
- 胆石性肠梗阻（见 69 页）
- 肠套叠——多见于儿童；成人往往合并有肠道肿瘤。多发生于回肠。
- 先天性闭锁——新生儿
- 腹膜索带
- 胎粪梗阻（婴儿）

进展：最近，为了显示腹膜粘连或其它原因梗阻，腹部多层CT扫描已成为一种首选的检查方法，多数小肠梗阻的真正原因仅从平片上很难判断（除疝或胆结石性梗阻）。

流行病学小常识

如前所述，在发达国家多数小肠梗阻由于粘连引起。然而，在有些非洲国家疝是肠梗阻最主要的原因，因手术引起的粘连相对较少。

严重的血管疾患

肠系膜动脉血栓形成或栓塞是一种严重的急腹症。X线征象为出现肠梗阻，很快发展为肠梗死，肠壁内可能有气体出现。当考虑本病时，临床上有房颤或既往有过心肌梗死等病史具有重要意义。偶尔胰腺癌可并发肠系膜静脉血栓形成。

肠梗阻

麻痹性肠梗阻典型X线表现为小肠和大肠同时扩张，如前所述，很难与机械性肠梗阻区别。

原因

- 术后　　肠管探查术
- 低钾血症
- 药物，如左旋多巴
- 腹腔内化脓（腹膜炎）
- 肠梗死
- 外伤
- 急腹症引起反射性梗阻（肾绞痛、主动脉破裂）

胆石性肠梗阻（梗阻的一种特殊类型）

诊断依据主要是肠梗阻和胆道内积气。事实上称为胆石性肠梗阻有不妥之处，因本病是由于较大胆结石嵌顿在肠管内，通常在回肠末端引起机械性梗阻，是由于胆囊和十二指肠之间发生内瘘所致。为肠梗阻的原因之一，这种原因可以从平片中推断出。本病若不能及时诊断和治疗病死率很高。

查找（图 3.6）：

- 多发小肠扩张，位于中腹部，肠腔内见横行黏膜皱襞，结肠正常。提示为小肠梗阻。
- 多个扩张的肠袢：梗阻端愈远，扩张的肠袢愈多。
- 胆道内积气。该患者整个胆道扩张积气，胆囊内积气。当然，一般不会出现大量积气，其中大约1/3患者胆道积气而显影。
- 胆囊结石。多数情况下不能发现胆囊结石，但结石会出现在右髂窝或骶骨前方。结石主要由透 X 线的胆固醇和薄层钙化环组成，不容易被发现，仅约 30% 的患者可以发现胆结石。发生梗阻的结石直径多超过2.5cm，胆固醇含量愈高结石愈大。如果患者既往胆囊内出现过阳性结石，需要仔细观察结石是否已从胆囊排出。

注意：该患者没有发现胆囊结石

胆道积气的原因

- 胆道术后，如 Whipple 术或胆道与肠管吻合术
- 纤维内镜检查，如逆行胰胆管造影（ERCP）、括约肌切开术
- 内瘘，如胆石性肠梗阻（如上所述）
- 溃疡穿孔
- 恶性肿瘤胆管侵犯
- 气肿性胆囊炎（糖尿病）
- 括约肌松弛（生理性）

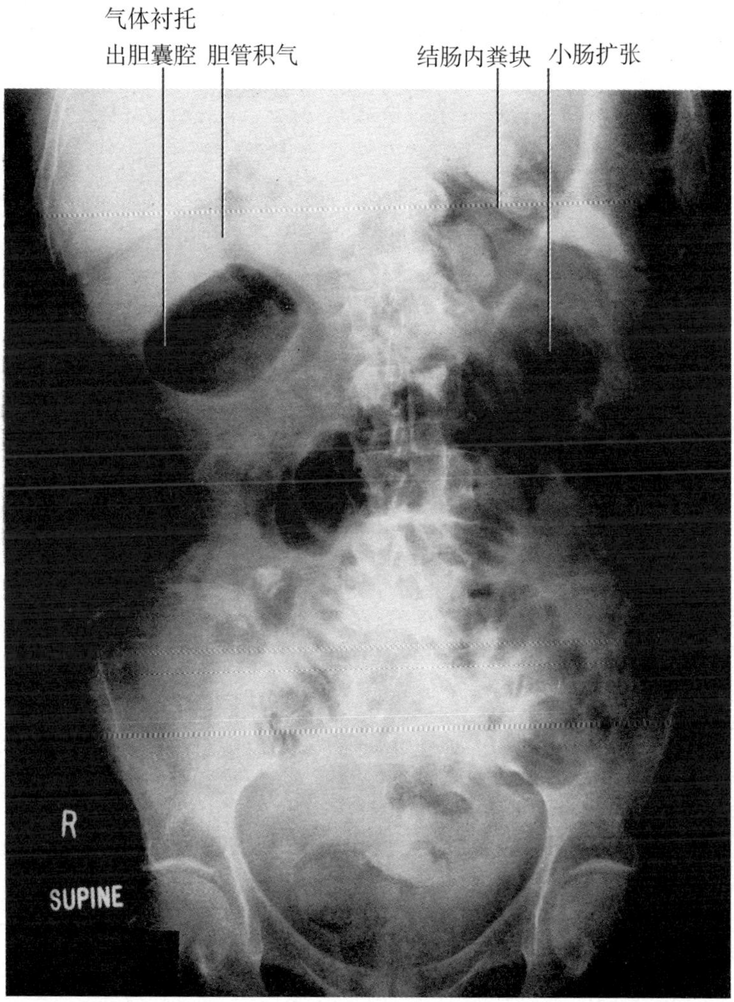

图 3.6 胆石性肠梗阻。55 岁女性患者仰卧位腹部 X 光片，曾发生过右上腹痛，现右上腹剧痛、发热、恶心和呕吐。X光片示小肠扩张和胆管内积气，同时伴胆囊内积气。

大肠扩张

图 3.7 和图 3.8 示降结肠癌致大肠远端梗阻。老年女性患者，出现便血、消瘦和进行性腹胀。

结肠梗阻表现多种多样，主要与梗阻的部位和回盲瓣能否完全关闭有关。盲肠是大肠中最粗的一段肠管，如果盲肠扩张，肠管内压力通过回盲瓣进入小肠，引起小肠扩张。当然，小肠梗阻不会出现盲肠扩张。

没有肠管阻塞的麻痹性肠梗阻也可以同时出现小肠和大肠扩张。单纯结肠扩张（结肠假性梗阻）可以合并其它疾病如心肌梗死（MI），放射科医生为了除外梗阻需要做逆行造影检查。结肠假性梗阻是由于大肠功能不良，能导致穿孔。盲肠最大径为 9cm，超过 9cm 发生穿孔的危险性明显增加。

查找：

- 扩张的肠袢（> 6cm）
- 盲肠明显扩张
- 肠管通常位于周边
- 数个不完整结肠袋皱襞，结肠典型表现，少数为完整结肠袋皱襞——正常变异！
- 降结肠内稀便（立位片），表明结肠功能不良
- 远端累及降结肠
- 无小肠扩张，表明回盲瓣功能良好

注意：在英国多数结肠梗阻由肿瘤引起（接近60%），但在其他国家，肠扭转是主要原因。

要点：结肠走行非常迂曲，长度可以为正常的两倍，了解这些非常重要。例如横结肠可以下垂进入盆腔，乙状结肠扭转后肠管扩张上升到膈肌下方，盲肠和阑尾异常转位时可以位于左上腹——更别说完全性内脏转位！

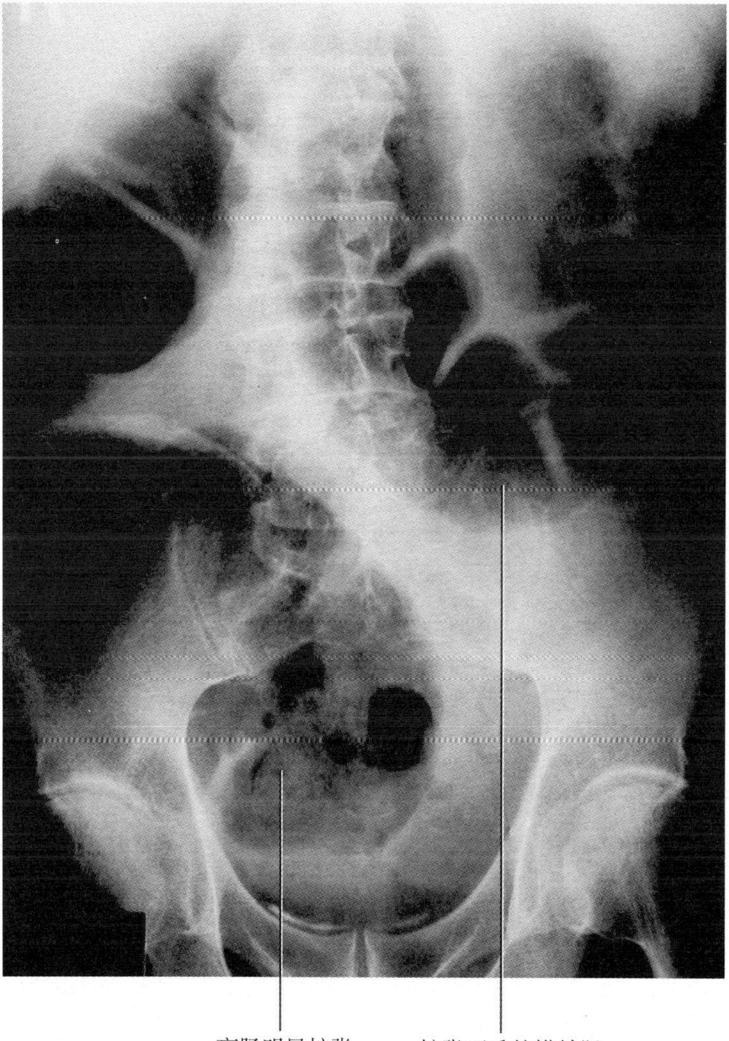

图3.7　仰卧前后位腹部X光片。72岁女性患者，明显腹胀。注意未出现液平面，大肠梗阻。

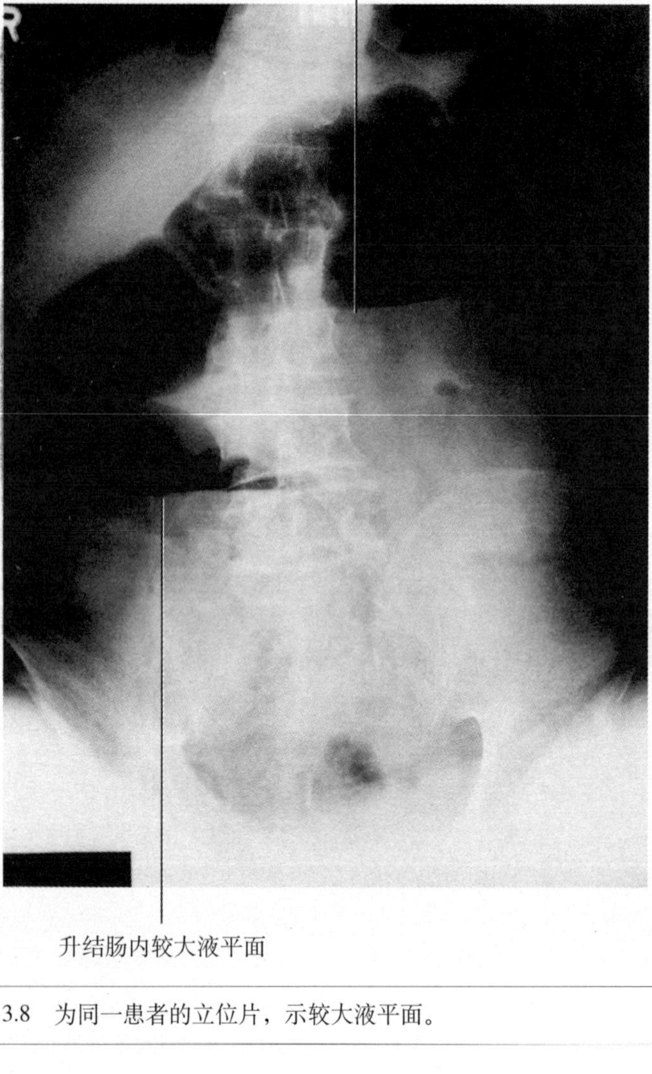

图 3.8 为同一患者的立位片，示较大液平面。

大肠梗阻的原因

- 癌（与小肠不同，肠粘连是小肠梗阻最常见的原因）
- 憩室病
- 肠扭转——多见于乙状结肠（见下文）和盲肠，因系膜较长
- 肠道炎性疾病（如克罗恩病）
- 阑尾脓肿
- 转移瘤
- 淋巴瘤
- 盆腔肿块
- 婴儿胎粪阻塞综合征

结肠假性梗阻的原因（需要灌肠造影除外真正的梗阻和减除盲肠内压力）

- 心肌梗死（合并肺水肿）
- 肺炎
- 黏液性水肿

腹疝

除了腹外疝有关征象外，腹外疝重要的是与肠梗阻发生部位有关。从放射诊断角度出发，重要性在于当患者发生肠梗阻时，保证腹股沟和股部在X光片上清晰显示——最好同时拍摄立位片和仰卧位片。

如果肥胖患者发生腹股沟绞窄性疝，这可能是诊断本病的最佳方法。

注意：就肠梗阻而言，疝不一定是梗阻的原因。然而，假如肠袢直接进入疝囊内，并出现嵌顿，最有可能发生肠梗阻。切记，除非疝囊内肠管含有气体，否则不能发现。

阴囊疝

腹股沟疝X线表现

寻找（图3.9）：

- 双侧腹股沟韧带下方出现充气扩张的肠袢
- 这些肠管与真骨盆内肠管相延续
- 为了容纳这些肠袢，阴囊明显增大（阴囊听诊闻及肠鸣音）

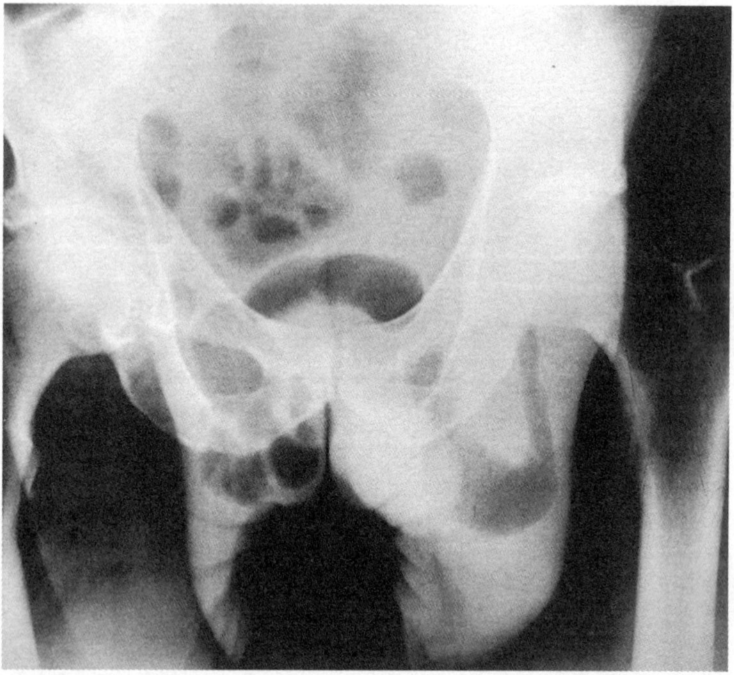

图3.9 为50岁男性阴囊疝患者。X光片示双侧腹股沟区疝，疝内容物进入阴囊。为意外发现，当时患者并没有发生肠梗阻。

观察（图 3.10）：

- 巨大阴囊内出现多个气液平面
- 纵行液平面表明为侧卧位片（患者右侧卧位）

巨大阴囊的原因非常少，除了丝虫病外，肠疝是原因之一。正是这种病变诞生了一句古老的医学笑话，即病人不得不将阴囊放在手推车上。

别忘记：

- 在腹股沟处仅小部分肠壁疝入，Richter 疝也可以引起严重肠梗阻。
- 疝可以发生于其它部位，如脐周围，疝内容物为小肠和或大肠。
- 也可能是内疝，如疝入小网膜囊。需要 CT 扫描明确诊断。

神奇的事实：如果乙状结肠疝入阴囊内，有时纤维内镜的强光会使阴囊发光，酷似超新星——通常令人吃惊。

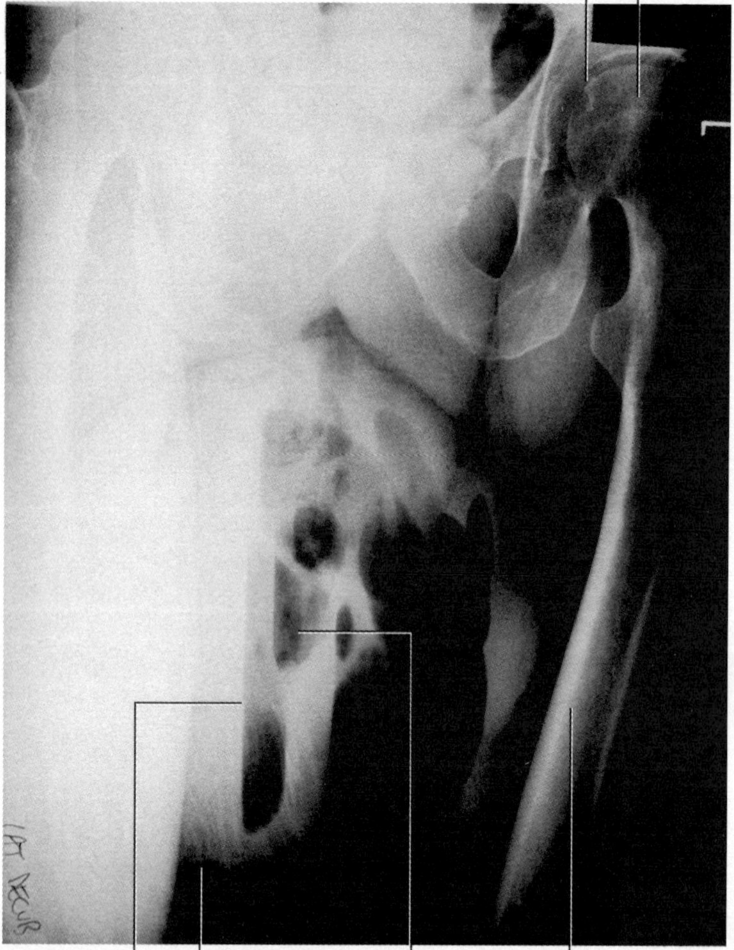

图 3.10　为巨大阴囊疝患者。注意：为右侧卧位 X 光片，显示较大的液平面及其上方的气体。右上方有左侧标记。

便秘

查看（图 3.11）：

- 粪便浓缩后特征性表现——圆形肿块，呈斑片状或颗粒状——因粪便内含有小气泡。发现这些征象也就发现了结肠。
- 大量气体包绕，有时在腹部周边见结肠袋皱襞跨越部分肠腔，呈波浪状向外延伸。横结肠走行非常迂曲，甚至下垂进入盆腔。
- 右半结肠内粪便堆积。该征象通常表示便秘，因右半结肠内粪便通常为稀便、可移动和无固定形态。
- 直肠和乙状结肠扩张，腔内粪便大量堆积（本图中患者乙状结肠正常）（图 3.12）。严重便秘患者直肠和乙状结肠明显扩张。有些患者部分结肠明显扩张，如需长期照护的患者，这些患者多没有症状， 在X线检查前，患者会产生焦虑情绪，只有通过 PACS 调阅既往 X 光片后，患者情绪才能稳定。

便秘的原因：

- 疼痛性疾患——肛裂、痔疮
- 社会因素——不规律的工作方式，住院，旅行（长时间乘坐飞机）
- 心理因素——需长期照护的患者，抑郁症
- 老年人——行动不便，饮食差，习惯发生了变化
- 结肠疾病——癌，肠蠕动慢，结肠过长
- 术后——分娩，盆底修补术
- 截瘫——自主神经功能失调
- 药物——镇痛剂，鸦片类药物，抗抑郁药，铁剂
- 帕金森病——迟钝
- 甲状腺功能低下——全身功能普遍减低
- 恰加斯病——巨结肠合并锥虫感染
- 儿童先天性巨结肠。本病周围结肠内见大量混杂密度粪块和结肠内积气。

注意：在老年病科便秘是许多接受姑息治疗患者的一个重要问题，原因是为了缓减疼痛必须使用吗啡类药物。皇家放射学会准则允许为这些老年便秘患者做X线检查，但年轻患者除外。

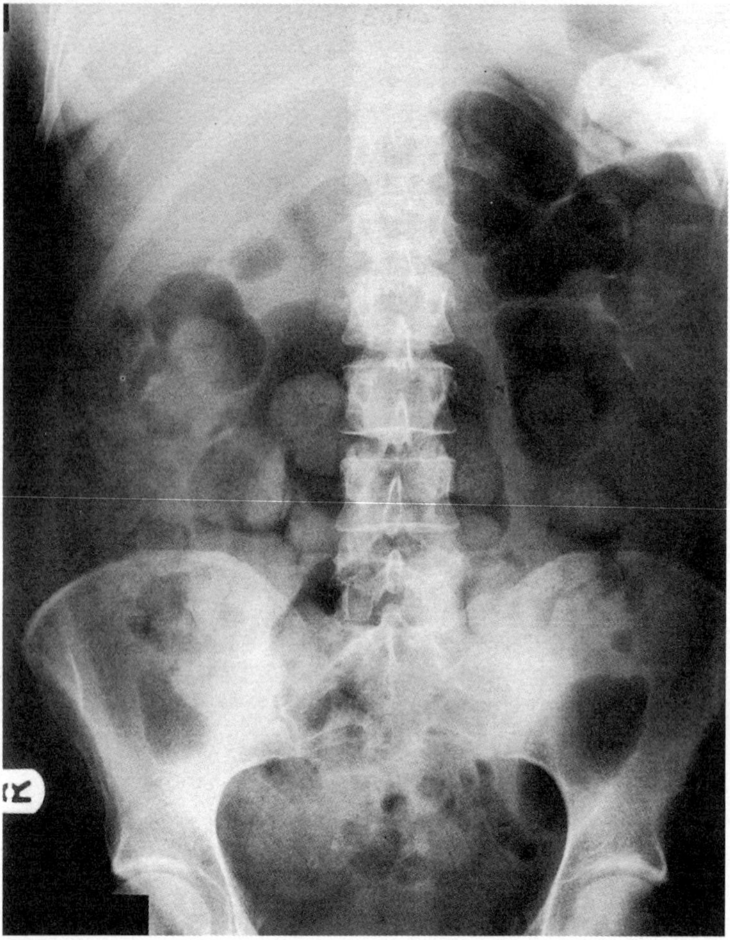

图3.11 便秘。55岁女性患者，出现进行性腹痛、腹胀、肠蠕动减少。发现大肠内大量粪便。

放射界格言："为粪便太多的患者使用灌肠剂时只需要注意粪便的多少"，意思是因肠道内容物过多而无法做出任何诊断。因此丝毫不能马虎。

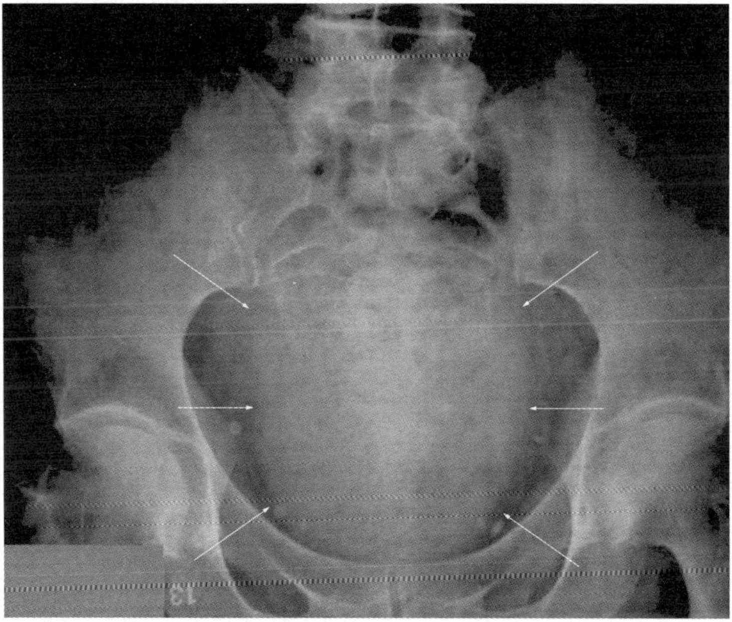

图 3.12 直肠内巨大粪块典型 X 线表现。因充溢性尿失禁并发腹泻，需要 X 线检查证实是否为粪便，及其大小（如果怀疑直肠病变）。

告诫!

最近调查表明低年资医生仅依靠平片上直肠空虚这一X线征象和患者排便习惯没发生变化就错误诊断便秘的情况越来越多。

正常结肠内通常有一定数量的内容物，不能仅此认为便秘，因为患者并没有其它异常。

阑尾

阑尾炎是最常见外科急诊手术，但是阑尾在腹部X光片上多不显影。

本病的诊断和治疗并不难，但有时症状不典型，诊断较困难，此时腹部X光片非常有帮助。阑尾炎常见于年轻人，因此首先要核实育龄妇女确实没有怀孕，即了解末次月经。有些患者有痛经。其它鉴别诊断包括尿道感染、肠系膜淋巴结炎和Meckel 憩室炎。

注意：X线表现正常不能除外阑尾炎，阑尾炎没有任何特异性X线征象。当然，有典型临床表现并出现一些异常X线征象，诊断阑尾炎的准确性明显增高。

简述病理改变

阑尾炎是由阑尾开口处致密粪块或钙化粪块（粪石）阻塞引起，导致阑尾扩张和感染，阑尾周围炎性反应，肠郁积并可发生穿孔——随时间推移，阑尾由正常逐渐出现诸多异常X线表现。

图 3.13 为阑尾炎并脓肿形成。

查找：

- 钙化的粪石。粪石不仅在正常人中出现，而且发现大约14% 的急性阑尾炎患者可以显示。随着粪石的增大，形成分层状。粪石与钙化的淋巴结不同。此图显示一组4块粪石。
- 阑尾周围占位效应。由于水肿、穿孔和脓肿形成，肠管会远离感染所在部位。有“腹部警察”之称的大网膜增厚。
- 肠管扩张——“哨兵肠襻”。由于炎症或粘连引起局部肠管麻痹性梗阻并逐渐发展为完全性肠梗阻。邻近结肠局限性扩张。

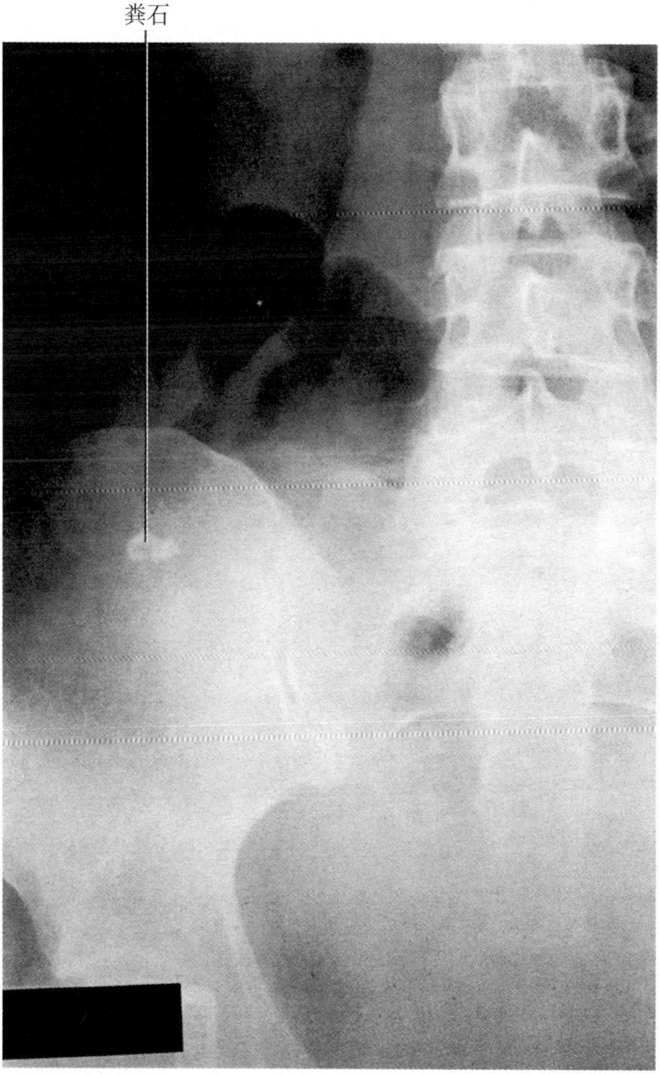

图 3.13　为局部立位片。患者腹痛，开始中腹部，最后局限于右髂窝处，并逐渐出现毒血症、发热和右下腹触及肿块以及右侧触痛。

另一例阑尾炎

图 3.14 为 60 岁患者右下腹部 X 光片。患者发热，腹痛从中腹部开始，后来局限于右下腹。

观察：

- 右侧腹部见“C”形阴影
- 内部为低密度

为炎性肿胀的阑尾腔内气体。该征象罕见，由于也可以见于正常人，因此阅片时必须慎重考虑。

阑尾炎其它 X 线征象包括：

- 游离气体——为穿孔非常重要的征象，既可以出现在腹腔，亦可以出现于腹膜后（阑尾可以位于腹腔或腹膜后），但该征象罕见。
- 右侧腰大肌外缘消失，不过此征象没有特异性。
- 脊柱向患侧弯曲。为了缓减因疼痛引起的肌肉痉挛。该征象亦见于外伤或肾绞痛，但发生率较低。
- 其它炎症、腹腔内疾病间接征象为右侧腹腔内脂肪线模糊。此征象常见。

但是：

- 尽管腹部 X 光片应该包括侧腹部，但常常并非如此。
- 需要在强光灯下观察，但常由于图像太黑无法观察到。

阑尾其它 X 线表现

- 记住近期内钡灌肠或口服钡餐造影检查后阑尾内钡剂可以滞留几周或数月。阑尾钡剂充盈不良也不一定就是异常。多数急诊患者要求禁食禁水，尽管阑尾内充盈钡剂则可以除外阑尾炎，但急诊患者严禁口服钡剂检查，因此需要查找其它病理变化。

关注：钡灌肠或钡餐造影检查后，结肠憩室内钡剂可以滞留几周或数月，结肠周围可能会出现多个致密影。一旦发现类似影像，应查找 X 线检查记录，以便明确原因。

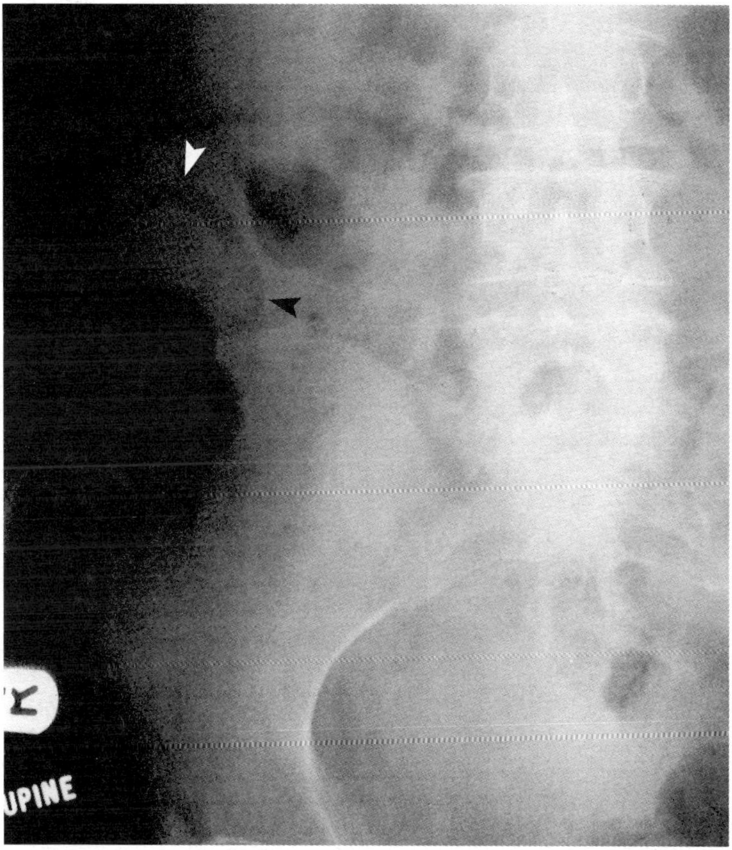

图 3.14 阑尾内气体影（箭头所示）。

切记：钡剂造影检查由于钡剂滞留可以引起阑尾炎，尽管罕见，但的确是阑尾炎原因之一。

重点：阑尾炎术前影像评估逐渐应用无创成像方法，如灰阶超声和CT，发现阑尾石，阑尾扩张，直径>6mm，且周围出现炎性水肿或积液征象。

肠扭转

肠扭转可以发生于腹腔内任何一段胃肠道，包括胃和小肠，但相对罕见。

与引起大肠梗阻的其它原因相比，肠扭转相对罕见。在西方国家，肠扭转多见于乙状结肠和盲肠，而在非洲因肠扭转所致的肠梗阻非常多见。

乙状结肠扭转

常见于老年便秘患者，乙状结肠肠袢和系膜过长（图3.15）。可以呈亚急性发病或症状不明显，但急性发病的患者症状较重，有腹痛、便秘和直肠空虚。诊断不及时会导致肠缺血、坏疽、穿孔，甚至死亡。

查找：

- 乙状结肠明显扩张，从盆腔上升到膈肌下方。肠管内壁紧紧拧在一起，形成“咖啡豆征”。立位片显示气体量与液体量之比＞ 2∶1。
- 结肠袋消失。明显结肠扩张使结肠袋消失，但当与邻近其它结肠袢重叠时，扩张肠袢的结肠袋似乎仍然存在。
- 肠扭转时肠管重度扩张，扩张肠管最高点位于第10胸椎上缘。图 3.15 未包括 T_{10} 上缘，为了显示全部胸腹部需要拍摄多张 X 光片，而此片仅仅是其中的一张。
- 左侧腹部显示扩张肠襻下缘的交汇点。
- 肝脏掩盖征——反映了肠管扩张的程度，即结肠袢到达右侧肝脏上缘或肝脏上方。
- 左腹掩盖征——同样反映了肠管扩张的程度，即“咖啡豆”的左侧肠管与降结肠重叠，降结肠位于其后方。
- “游离气体”——穿孔征象（本例患者并未发生）。

上述征象是乙状结肠扭转的典型表现，然而有些患者X线征象不典型，因此不明显。经直肠逆行灌入对比剂后在扩张肠袢交汇点显示鹰嘴样或“鹰嘴征”，从而明确诊断。

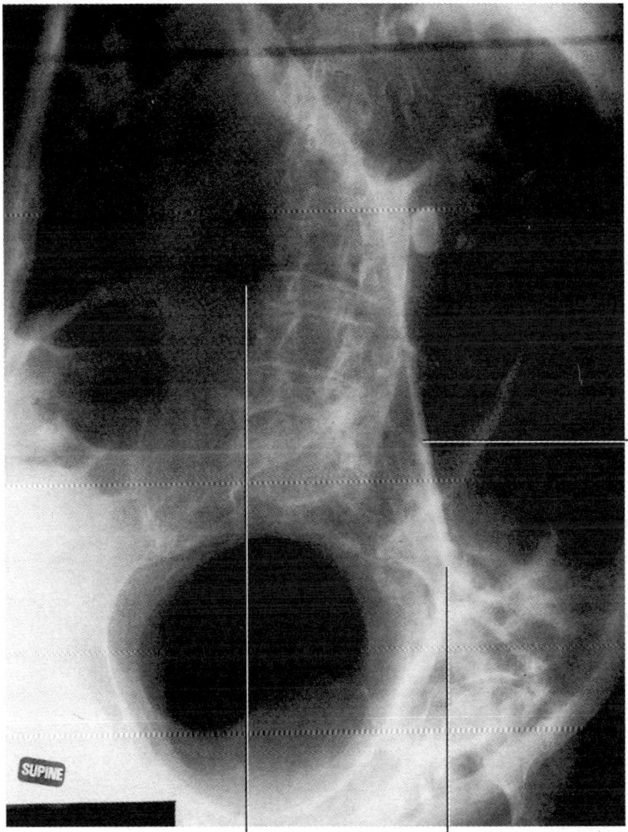

图3.15　仰卧前后位X光片——乙状结肠扭转。一位76岁女性长期照护患者，既往有便秘，现剧烈腹痛、腹胀，持续性间断性加重。注意乙状结肠扩张。为人所共知的“咖啡豆征”，也是闭袢性肠梗阻的典型案例。闭袢性肠梗阻是指两部分肠袢在同一处发生缩窄，本例为结肠扭转。当然小肠也可以发生闭袢性肠梗阻。

本病通过胃管减压可以缓减，但多数将会复发。因此需要乙状结肠切除。

一旦发生穿孔和坏疽需要外科急诊手术。

肠管炎性疾病

轻微肠管炎性疾病不需要X线平片诊断，只需组织活检，但患者病情加重或出现合并症时例外。此外对于小肠梗阻的评价作用有限，因需要钡餐检查。通常情况下，右半结肠内为稀便，而左半结肠内粪便较干燥。

当怀疑大肠炎性疾病需要观察：

左半结肠内粪便不成形。表明结肠功能低下，即肠内容物停留时间不够长，水分吸收少，这些患者通常有腹泻史。

当然腹泻原因多种多样（见下文），包括胃肠道感染和X线检查前患者肠道准备而使用缓泻剂。此时肠道非常清洁和腹部缺乏气体。

因此患者病史如近期出国旅游，自行用药或使用直肠栓剂等尤为重要。

腹泻原因

习惯分为急性和慢性。

急性

- 炎症，如胃肠炎、食物中毒、脊髓灰质炎
- 暴饮暴食：啤酒和辣味咖哩饭！
- 旅行者腹泻，因大肠杆菌、阿米巴、志贺杆菌等感染所致

注 意：X线显示无粪便，并几乎没有任何气体，为“无气”腹部，表明早期肠梗阻、腹泻或服用缓泻剂。

慢性

- 肠管炎性疾病（克罗恩病、溃疡性结肠炎）
- 吸收不良，小肠憩室病
- 炎症（寄生虫病）、HIV 患者巨细胞病毒感染
- 肠道恶性肿瘤
- 胃肠道术后（迷走神经切断术、部分肠管切除、盲襻综合征等）
- 便秘（老年人）合并“充溢性腹泻”和直肠内粪块
- 缓泻剂
- 内分泌因素

  胰腺功能低下

  胰腺肿瘤

  甲状腺功能亢进

  糖尿病性自主神经病变

肠管炎性疾病的合并症

小肠

常指克罗恩病，平片显示肠梗阻或肠瘘征象，如泌尿道（膀胱、输尿管、肾盂）或胆系（即胆管）内积气。溃疡性结肠炎伴发肠道恶性肿瘤极其罕见。

大肠

寻找（图 3.16）：

- 粪便普遍不成形
- 肠黏膜皱襞水肿，特别在横结肠

即所谓的“特征性表现”，通常是由于溃疡性结肠炎所致的急性重症结肠炎。然而，这些特征性改变原因多种多样，常见原因包括：

- 缺血性结肠炎
- 肠壁内血肿
- 转移瘤
- 淋巴瘤
- 伪膜性结肠炎（使用抗生素如林可霉素，发生难治性梭状芽孢杆菌感染）
- 过敏反应（结肠荨麻疹）
- 克罗恩病

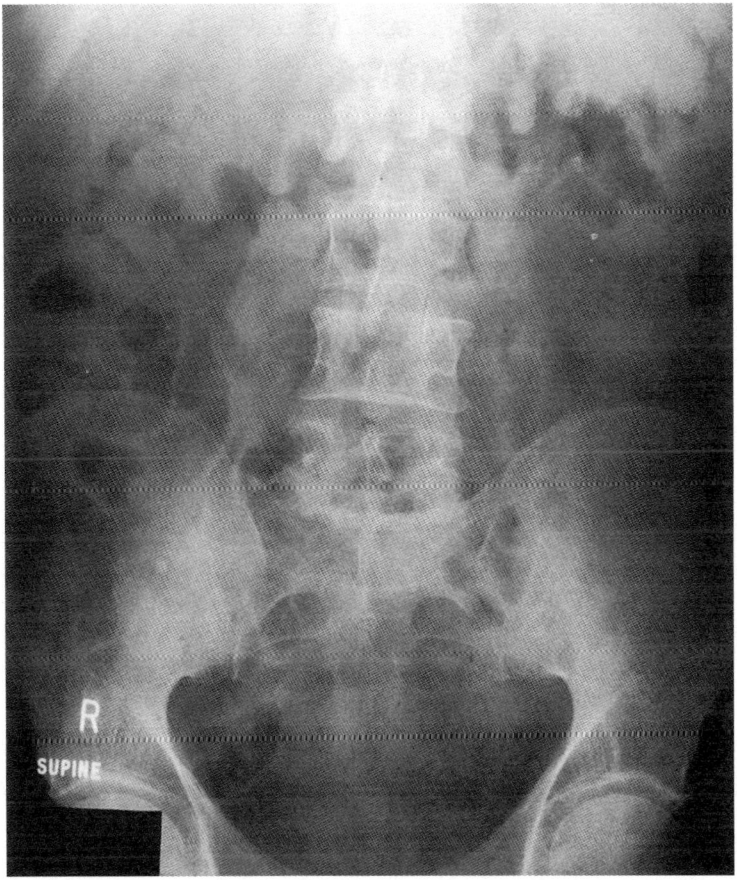

图3.16 为43岁男性患者，急性腹泻并黏液血便。仰卧前后位片显示急性进行性溃疡性结肠炎，横结肠呈花瓣样，具有特征性。

图 3.17 为毒性巨结肠或结肠中毒性扩张。

查找：

- 肠管弥漫性或局限性扩张（> 6cm）
- 肠腔内出现分叶状肿块（炎性假息肉）
- 大量气体
- 无粪便（注意肠壁内肿块光滑，除气体外无任何斑片状阴影）
- 肠壁内气体（该患者未出现，表明即将穿孔）
- 游离气体征象——气腹——肠穿孔后出现“双壁征”，该患者未发生穿孔
- 门静脉内气体影。本例未出现，一旦出现此征象常常为临终前表现

结肠中毒性扩张属外科急诊，需要急诊全结肠切除，立即手术。

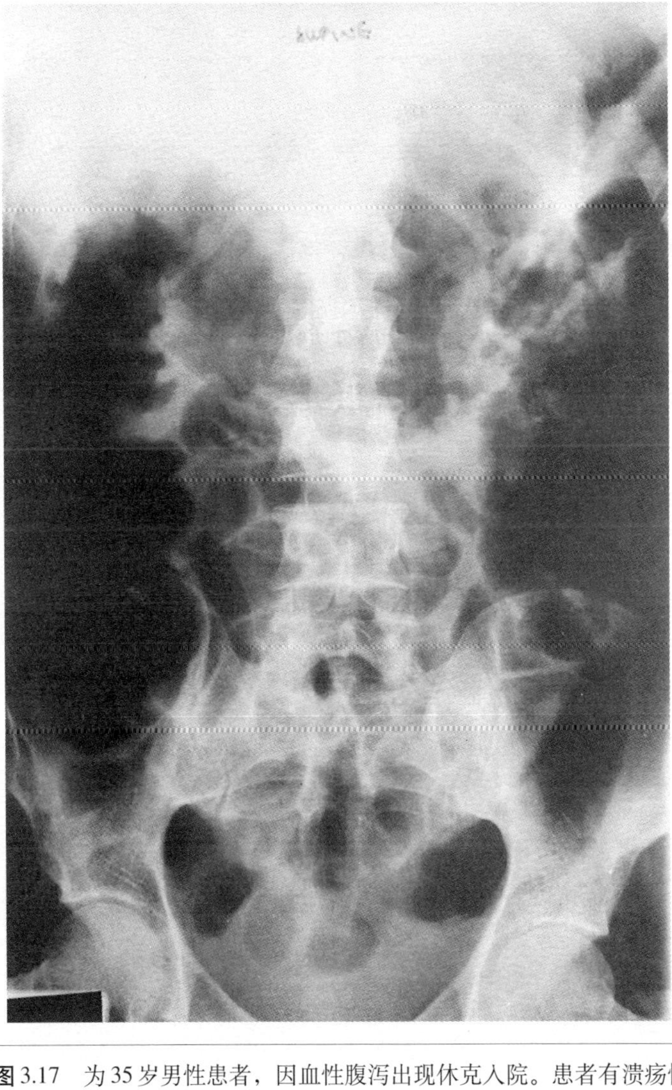

图3.17 为35岁男性患者，因血性腹泻出现休克入院。患者有溃疡性结肠炎病史。为结肠中毒性扩张，患者需要急诊全结肠切除。

第 4 章

异常气体

- 气体是一种体内天然对比剂，多由吞咽进入体内，在 X 光片上表现为极低密度影，主要在腹部和胸部。
- 多数情况下气体局限于肠管内，借此来判断肠管直径和肠壁黏膜。但问题是：

(1) 通常肠管会发生不同程度的蠕动，因此

(2) 不同病人和不同时间肠腔内气体量变化很大，要求阅片者尽量正确读片。常常仅部分肠管显影。

(3) 结肠内附壁粪便酷似肠黏膜异常，正如胃内残留食物易误诊为胃疾病。

- 从诊断角度看尽管非常少见，但非常重要，因为疾病发展过程中大量气体会从肠管进入腹腔内以及腹膜后间隙。
- 更加隐匿的是气体可以进入肠壁，通过内瘘甚至进入其它系统如泌尿道或胆道，或者甚至进入皮下（肠管皮肤瘘）。气体有时通过胸部进入腹部，与产气菌感染脓肿形成有关。气体也可进入血管如门静脉，为临终前事件；气体也可由医源性引起，如栓塞治疗（如肾脏）。
- 必须理解腹部手术、剖腹术或腹膜透析后肠管外腹腔内会出现气体，因此有关的临床资料必须告知放射科医生，临床医生未能提供相关信息容易导致误诊。
- 相反，医生检查如内镜检查后肠管外不应该出现气体，否则表明出现了严重并发症，即肠道穿孔，实际操作中完全有可能发生类似情况。

气腹

气腹X线征象是放射科重要征象之一，为医学中的重要征象。有时游离气体少，必须仔细检查才能发现（即调整投照体位）。一旦漏诊会导致患者死亡。

查找：

- 双侧膈肌下方新月形低密度影。注意图4.1为立位片，气体上升到膈下。该患者腹腔内游离气体多，如果游离气体量少需要一段时间才能进入膈下，因此，在拍摄X光片前最好让患者直立10分钟，有利于显示游离气体。
- 气体可能仅出现在一侧腹部，通常在右侧。
- 如果穿孔被网膜堵塞可以看不到任何气体，若穿孔时间长气体可以被完全吸收。
- 应以膈肌为中心拍摄X光片，否则少量气体可能被遗漏——通常拍摄胸片以第4胸椎为中心。只要注意细节，即使1ml游离气体也可以显示。
- 让患者左侧卧位有助于气体上升到右侧，然后让患者端坐一段时间，右侧膈肌下方很容易发现气体，有时这不失为一种好方法。

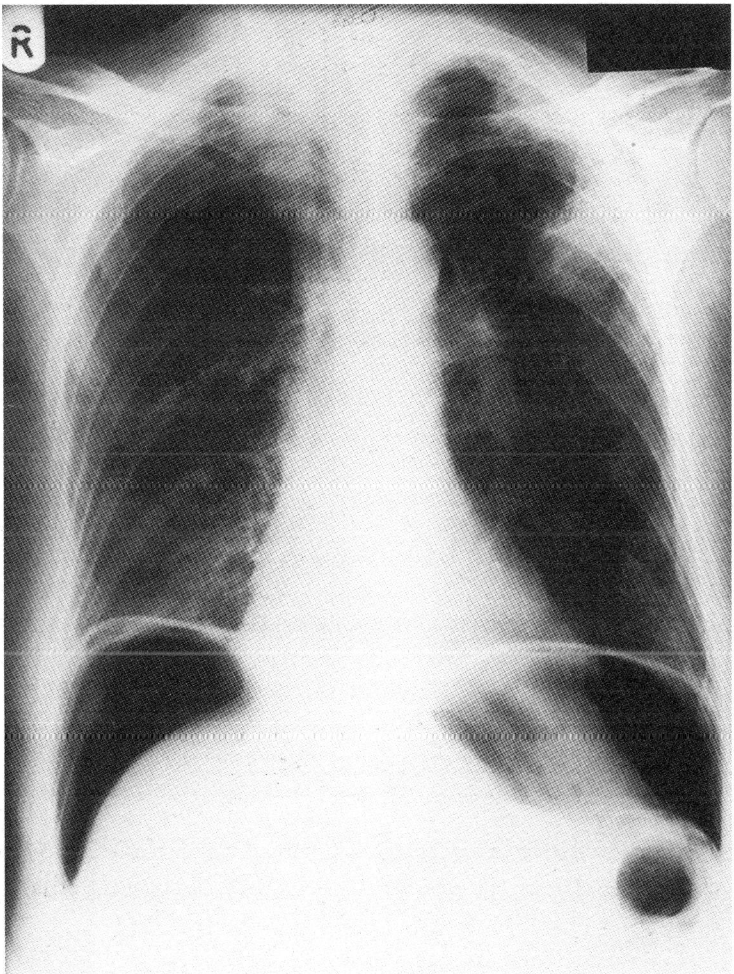

图 4.1　后前位立位胸部 X 光片。患者，60 岁，有溃疡病史。现急性腹痛，板状腹。注意双侧膈肌下方新月形气体影，因十二指肠溃疡穿孔所致。此外，左肺上野外带出现肿块，并左肺门增大、肺门向上移位。

常规拍摄仰卧位片，结合立位片。发现腹膜腔内少量游离气体征就可以做出诊断，并结合下列征象。

寻找：

- “双壁征”或“Rigler征”(图4.2)，即由于肠腔内外出现气体使肠管内外侧壁显影。尽量寻找单一内脏如胃和肠管，不过切记当肠管紧密相邻时，会形成假“双壁征”。
- “足球征”或“圆顶征”。随着大量气体的出现，膈肌下方气体聚集，甚至在仰卧X光片中上腹部也可出现黑色圆顶状阴影。
- 有时三段肠管紧密相邻，其间出现小三角形气体影——“Toblerone征”
- 镰状韧带显影——“Silver征”
- 儿童阴囊内出现气体
- 对于重症患者可能无法拍摄立位X光片，应拍摄左侧卧位X光片，右上腹位于片中央。

由于投照的原因，传统X光片常常在气腹时图像太黑，为了清晰显示上述部位，需要强光灯或数字图像做适当调整。

要点：极少数患者发展为“张力性气腹”，此时所有内脏固定在中腹部［出现腹水时能见到（见图5.1)］，肝脏、胃肠道和脾脏等器官酷似心脏。结果腹部X光片与胸部X光片惊人的相似，误诊为双侧“气胸”——唯一不同之处是没有肋骨。

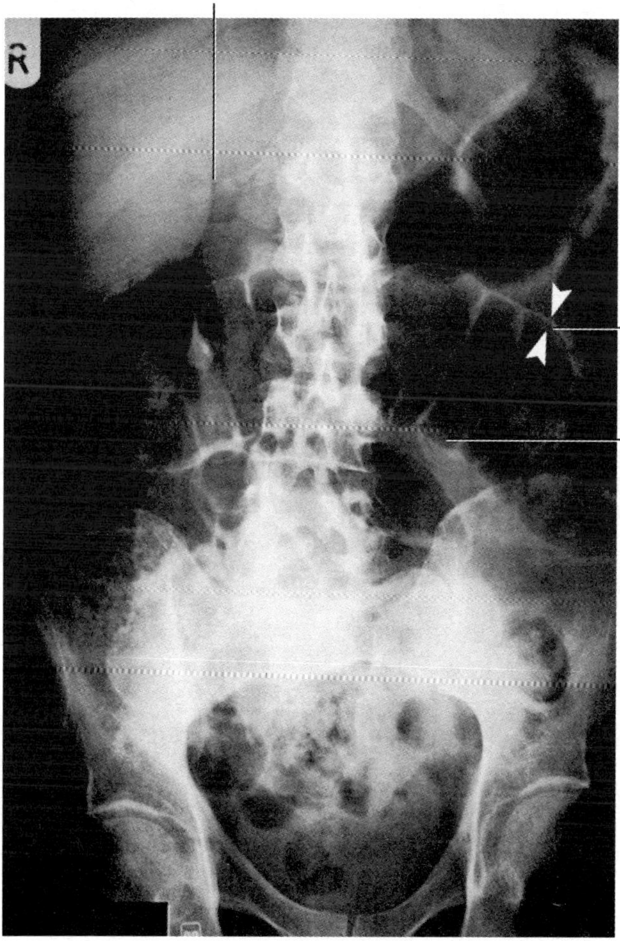

图4.2 气腹："Rigler征"或"双壁征"。仰卧位腹部X光片示轻微气腹征象。

气腹原因多种多样，根据临床体征常常分为腹膜炎类和非腹膜炎类，当然后者随着时间的推移可以出现腹膜炎体征。

重要事实：在处理这些患者时慎用大量类固醇类药物。因类固醇类药物不仅会加重胃肠道损害，诱发上消化道穿孔，而且掩盖了症状和体征。穿孔的诊断主要依赖X线检查，因此，必须高度警惕。

注意（图4.2）：

- 既未显示膈肌，也未出现膈下气体
- 然而显示了游离气体，因为显示了结肠的内外侧壁，即“双壁征”
- 气体进入镰状韧带

气腹的原因

腹膜炎类
- 消化性溃疡穿孔（胃或十二指肠）
- 肠梗阻
- 憩室破裂，尽管多数较局限
- 钝挫伤并肠管破裂
- 穿通伤——枪伤、刀伤等
- 肠道感染性疾病出现破裂（如巨结肠）
- 结肠炎（伤寒病）
- 类固醇类药物和非类固醇类抗炎药（NSAID）

非腹膜炎类
- 剖腹术后
- 腹腔镜检查后
- 空肠憩室病
- 类固醇类药物
- 源于胸部（气胸）
- 腹膜透析
- 气体从阴道进入（阴道冲洗、蹲坐、口交、产后锻炼、滑水）
- 结肠气肿病
- 重要原因：内脏药物栓塞治疗

气腹鉴别诊断

有许多重要现象可能与气腹相似，导致误诊和不必要的手术，出现医学和法医学纠纷，为了强调其重要性特列举如下。

线样肺不张（图4.3）

- 线样肺不张发生于肺内，多见于肺底。
- 通常合并炎症或肺栓塞，多见于手术后麻醉状态下。为致密水平走行或弯曲带状阴影，非常像膈肌。
- 注意带状影在右侧肋膈角处向上而不是向下走行。正常情况下数天或数周后吸收消失，但也可存在较长一段时间。

注意（101页图4.4）：

- 带状致密影，走行于右侧膈肌内上方，阴影下方形成含气的低密度区，非常像气腹。
- 麻醉后出现轻微线样肺不张。腹部不需要任何处理。

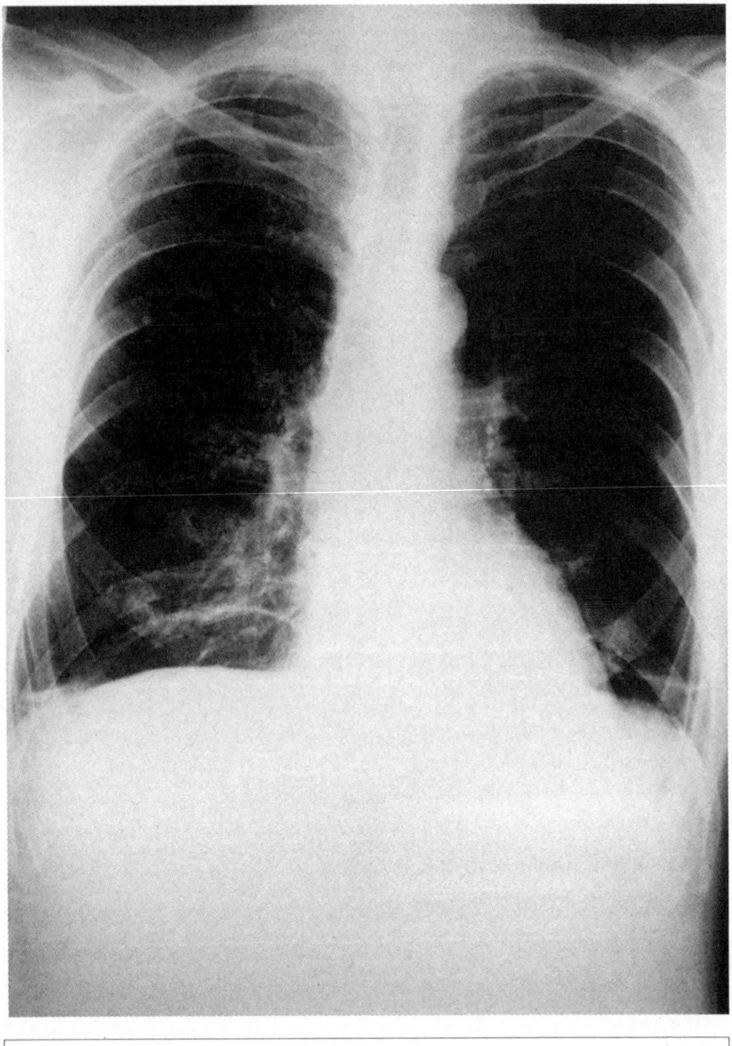

图 4.3 双侧线样肺不张，酷似气腹。注意与气腹有很多相似之处。

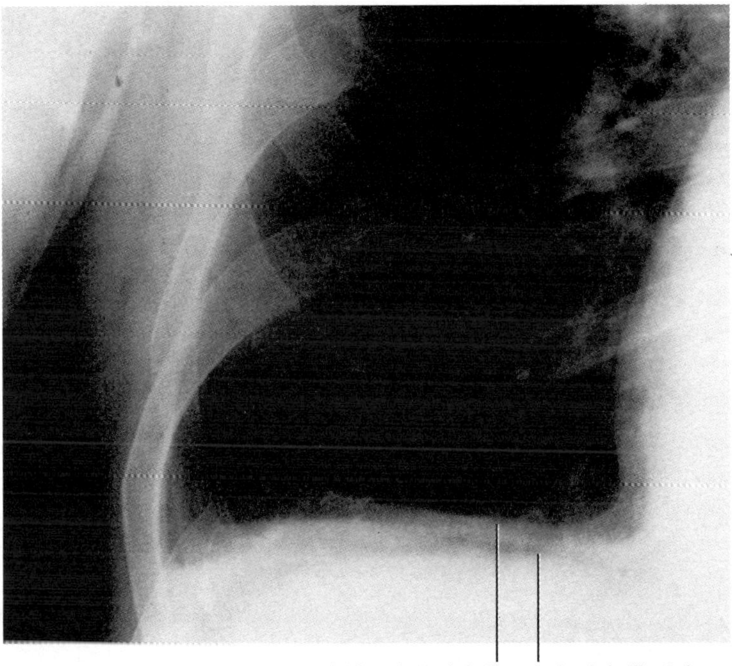

图 4.4 耳鼻喉科全麻手术后患者。胸部 X 线右肺底局部片。

Chilaiditi 综合征——间位结肠

注意（图 4.5）：

- 右侧膈肌下方偶然发现多发小团状气体影
- 多条黏膜皱襞表明为肠管，即间位结肠。腹部 X 光片显示与其余结肠相延续
- 小肠也可以位于肝脏与膈肌之间，但非常罕见
- 特点是间断性出现，即时隐时现

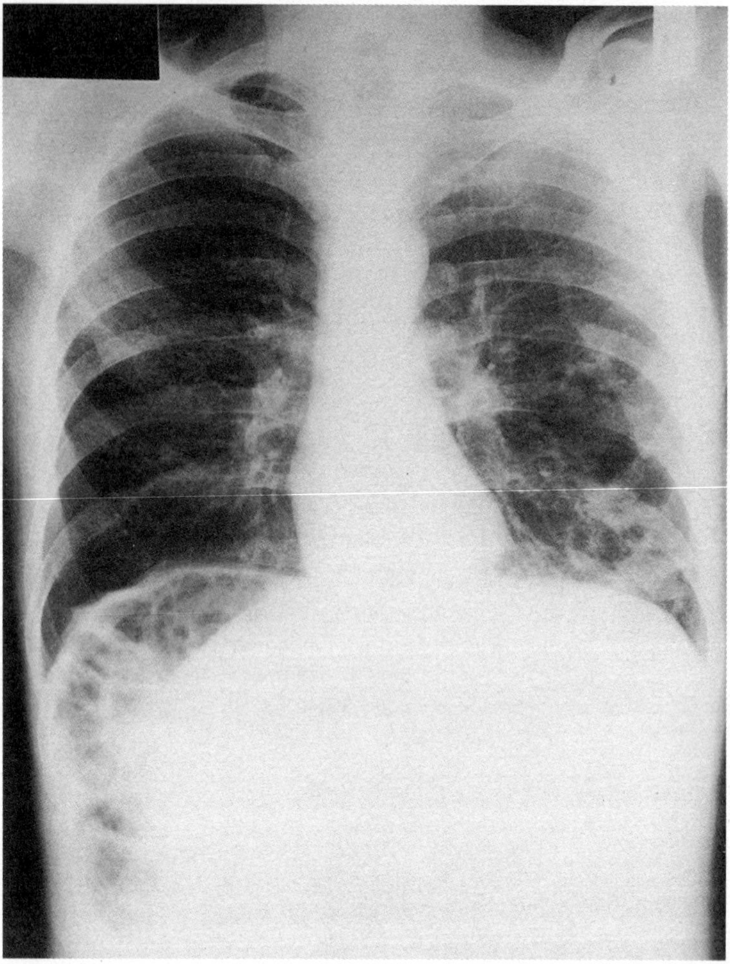

图4.5 Chilaiditi综合征——间位结肠。60岁男性慢性肺疾病患者胸部X光片。

间位结肠见于肝脏缩小（肝硬化），慢性阻塞性肺疾病并胸廓出口大，手术后，也可自发形成。手术原因是由于外科医生为了暴露手术野推移肠管所致。间位结肠一日多变。

腹胀

查找（图4.6）：

- 特别是儿童因哭闹吞入大量气体，引起肠管积气扩张，并挤入膈肌下方（右侧间位结肠）
- 肠黏膜走行于充气的肠管内，证明为肠管
- 肠管相互重叠
- 腹部见肠管彼此相延续

单纯腹胀，没有穿孔和任何腹部症状。

膈下脓肿（见图4.15）

寻找：

- 膈下液平面，多见于右侧。

膈下脓肿常见于重症患者术后。气体多由产气菌感染所致，而不是单纯剖腹术后气体的残留。在显示液体时超声非常有帮助，但由于气体的出现会影响超声检查，有时需要CT检查。然而，平片首诊常常会有所发现。

- 胃腔明显扩张（别误诊为膈下脓肿或气腹）。

胃底部气体主要分布于左侧膈下，也可以出现较大液平面。见于暴饮暴食或胃流出道梗阻。

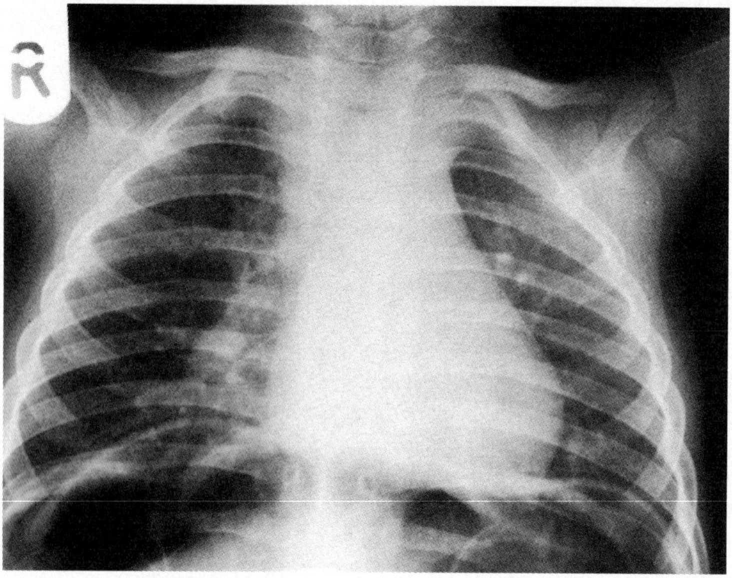

图4.6　腹胀患儿。幼儿胸部X光片，怀疑胸部炎症，拍片前患儿一直哭闹。吞入大量气体，腹部明显胀气。

气腹相似的其它罕见原因

- 皮肤皱褶，尤其是老年人、婴儿和重度脱水患者
- 肋软骨与膈肌重叠
- 肠管位于波浪膈下方
- 气胸局限于肺底部

如果遇到上述情况需要仔细观察和分析 X 光片。

注 意：当怀疑气腹或需要明确穿孔部位，在放射科医生透视观察下，可以口服水溶性对比剂（而不是钡剂），尽量发现穿孔部位。禁用钡剂是因为钡剂不仅有害而且危险，钡剂会通过穿孔处进入腹腔，加重炎症，患者治愈后可能出现钡剂引发的肉芽肿。

注 意：有时上述情况会与气腹同时存在。间位结肠与气腹同时发生，绝对不是没有听说过，应高度重视。

膈下脂肪垫

查找（图 4.7）：

- 左侧膈肌下方持续存在的带状透亮影
- 大小、形态和位置保持不变，不随体位变化而变化，如侧卧位 X 光片
- 伴心尖部心膈角脂肪垫

膈下脂肪垫，即左侧膈下脂肪堆积，注意其表现与气腹相似。腹腔内脂肪多见于肥胖患者或心膈角脂肪垫提示身体脂肪过多的患者。然而，该透亮线比气体密度高，为诊断的重要依据。

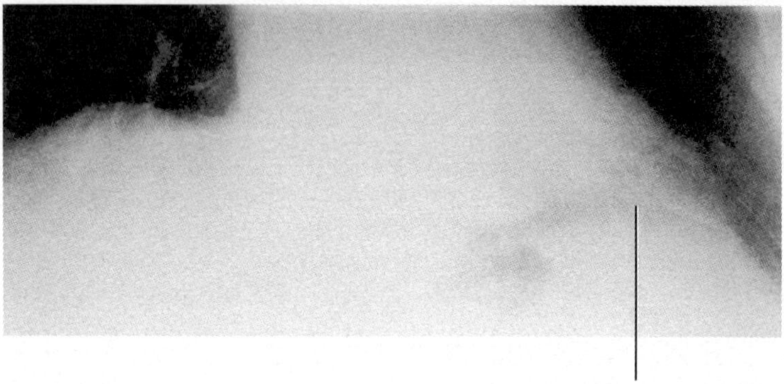

图4.7 患者数年间多次拍摄胸部X光片，这是其中一张的局部影像。

胃底扩张

左侧膈下出现明显大量气体影。

查找：

- 立位液平面，正如正常胸部X光片所见
- 仰卧位片为典型胃腔走行，与胃底部相延续
- 左侧膈肌总厚度。膈下出现游离气体，称为“裸膈”，测量其厚度为2～3mm。膈肌与膈下胃底壁总厚度接近4～5mm。然而，应留意特殊情况，如老年人膈肌较薄

腹膜后气体

有时气体会聚集在腹膜后间隙，形成所谓的腹膜后积气。当然，腹膜后积气通常是由于腹膜后肠管破裂，如十二指肠或直肠，既可以是疾病引起的自发破裂，也可能是内镜检查或穿通伤（如刀伤）所致。

曾经人为将气体注入腹膜后用于疾病的诊断，通过腹膜穿刺，注入二氧化碳——“骶前充气造影”——显示肾脏和肾上腺肿块，不过现在这种方法已经被淘汰。尽管如此，腹膜后充气造影当气体进入腹膜后间隙时腹膜后结构清晰显示。

注意（图 4.8）：

- 腰大肌、肾脏、肾上腺和脾脏周围明显低密度影，较正常脂肪密度低
- 右侧肾上腺和脾脏明显增大
- 可以同时伴腹腔内气体，或不伴腹腔内气体出现（如本例所示）

注意：腹膜后气体为重要X线征象，尽管既往病史十分明了，但需要尽快明确原因。

注意：在立位 X 光片上未见膈下游离气体也不能除外穿孔，而且腹膜后气体并不一定伴有膈下游离气体。后壁溃疡穿孔气体只进入腹膜后。巨大穿孔非常容易出现膈下游离气体，甚至在仰卧位 X 光片上就能见到。

然而，少量腹膜后气体X线征象常常不明显，需要有一定水平才能识别。

注意：勿将老年人竖脊肌内脂肪当成腹膜后气体。

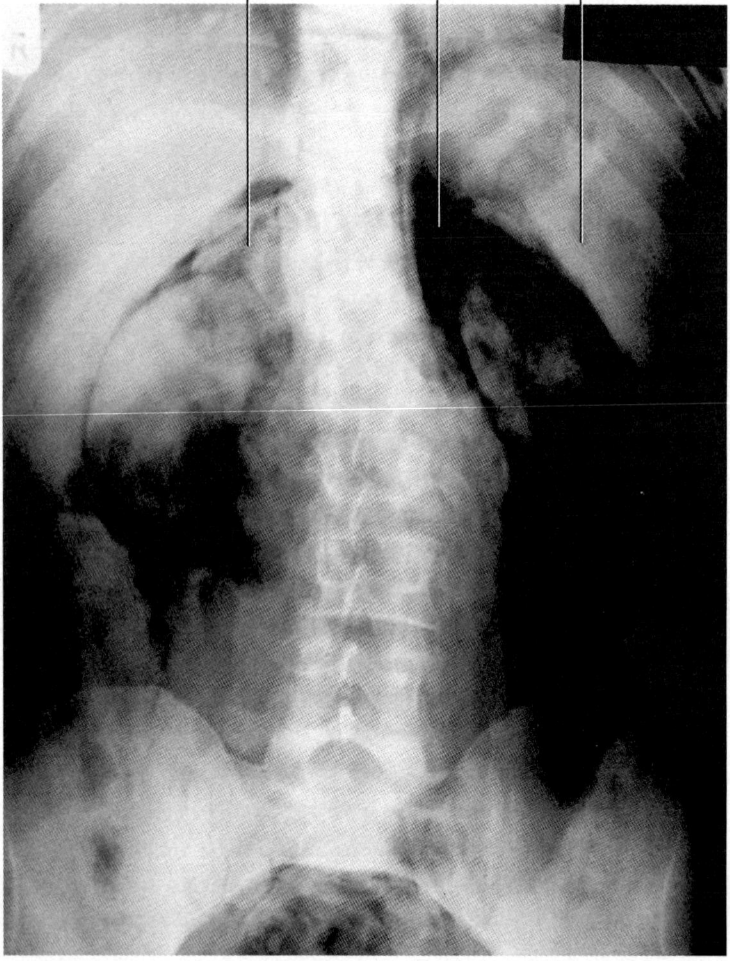

图4.8 腹膜后积气。多年前一张人为“骶前充气造影”的X光片。注意明显“阴性对比”突出显示肾脏。注意脾脏增大和右侧肾上腺增大。

腹部术后X线检查

关于术后腹部X光片有几点很重要，需重点强调。手术后腹部仰卧位X光片中出现游离气体属正常情况，通常数天后逐渐消失。如果数天后气体仍然存在，表明有吻合口瘘。

数天后当患者感觉良好，并能端坐时，气体上升，同以前的仰卧位或半卧位X光片比较，立位X光片见大量气体进入膈肌下方。切记这一现象，并密切观察，以免误诊为吻合口瘘。患者临床情况的好坏具有重要参考价值。

提示：

- 充分利用腹部X光片中肺底部影像。腹部X线检查同胸部相比要求射线量更高，因肥胖或吸气不足常规胸部X光片肺底部显示不佳，而在腹部X光片上显示非常好，便于观察肺底不张、胸水、空洞和转移瘤等。
- 要求放射科技师拍摄“上腹部X光片”以便更好地显示肺底部。
- 术后X光片需要特别仔细观察左肺下叶不张和线样不张。术后也可能会出现间位结肠。
- 别忘记重点观察所有插管、引流管、支架及金属夹，上述物品放置在腹腔内，由于产气菌和麻痹性肠梗阻等极易引起感染。
- 切记术后初期使用的便携式X光机摄片，图像较差，且容易出现伪影。
- 有些X光机比放射科内X光机功率低，为了得到满意的X光片，需要增加曝光时间，此间患者可能出现呼吸运动而使图像模糊。卧床的患者肠道内出现大量气体。

胆道积气

胆道积气已在胆石性肠梗阻中谈到过。如文中所述，切记胆囊和胆管一般不会在X光平片中显影，通常在注射对比剂后显示，表现为白色阴影（“阳性对比剂”）。然而，当胆道内出现气体时，能够识别这些解剖结构尤为重要。通常称为“阴性对比”。

严重产气菌感染的患者或既往有过胆囊十二指肠手术的患者，有可能在X光片上出现胆道内积气，患者的临床表现具有非常好的指导价值。

以往曾给胆管与肠管吻合术的患儿口服碳酸饮料，让胆管内充盈 CO_2，便于观察吻合口大小——“可口可乐片”——这样可以避免含碘对比剂的不良反应。然而现在应用超声检查能探查出胆管内气体，表现为胆管内强回声，或首选MRI胆道成像，表现为胆管内高信号，即磁共振胰胆管成像（MRCP）；然而现在MRCP还有新的内涵（常指“皇家医师学会会员”——获得高级医师资格的人员）。

胆囊壁内积气

与胆囊内积气相对应，胆囊壁内也可以出现气体，所谓的“气肿性胆囊炎”，由于产气菌感染所致，特别是糖尿病患者，与膀胱壁内积气相似（见图 4.12）。除 68 页所列举的原因外，胆道积气的原因还包括：

- 克罗恩病
- 胰腺炎
- 寄生虫感染，如蛔虫病

尿路积气

与胆道积气一样，泌尿道内积气通常表示近期有过尿路内镜检查或其它严重疾病发生，如产气菌感染或内瘘形成。

膀胱积气的原因（见 206 页 X 光片）

- 医源性，如膀胱镜检查
- 因内瘘形成

膀胱瘘的原因

- 肠管、膀胱和生殖系统恶性肿瘤
- 克罗恩病
- 憩室病
- 术后（“可控制伤”）
- 外伤（无法控制伤）
- 放疗
- 异物
- 溃疡性结肠炎

注意（图 4.9）：

- 膀胱癌阻塞输尿管入口致双侧收集系统扩张
- 左肾收集系统充盈对比剂，呈白色——通常经静脉注入“阳性对比剂”
- 右肾盂肾盏内积气，肾收集系统内充盈“阴性对比剂”呈黑色，右肾功能丧失

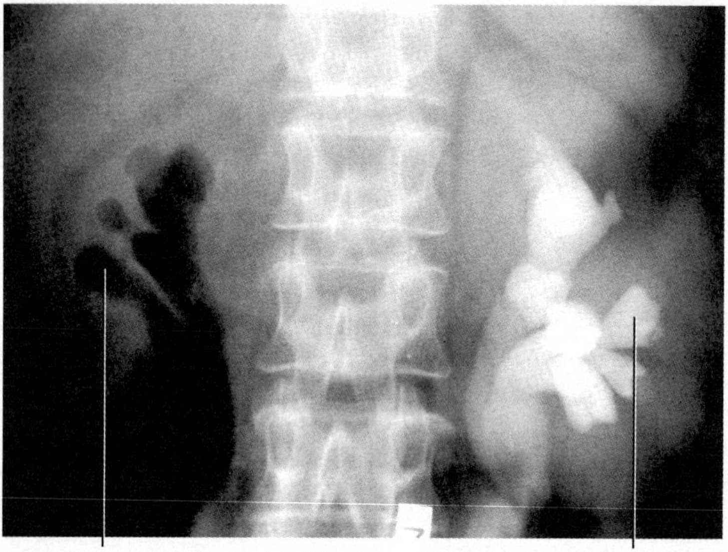

图4.9 收集系统内积气。为膀胱癌患者静脉尿路造影片（IVU），患者除血尿外，尿液中出现气泡，尿液呈泡沫样。与肠管形成瘘管，气体进入膀胱和右侧输尿管并上升入收集系统。

壁内积气

为了诊断肠道疾病，有意吞入气体作为自身的一种天然对比剂，气体从肠道漏出表明病情严重，现在必须认识并理解某些脏器壁内出现气体的重要性，有时可以发现（见下文），如膀胱。

当然壁内积气事实上任何部位都可以出现，但实际工作中最重要的发生部位在结肠，如儿童。

坏死性小肠结肠炎

寻找（图 4.10）：

- 结肠壁内积气，特别是右半结肠——注意连续走行的低密度影
- 左侧腹腔内肠管表现正常，软组织密度的肠壁与肠腔内气体形成对比
- 心脏电极。儿童心电监护说明病情严重。同时显示插管（注意气管内插管）

壁内积气原因多种多样，下文将一一列举（117 页）。

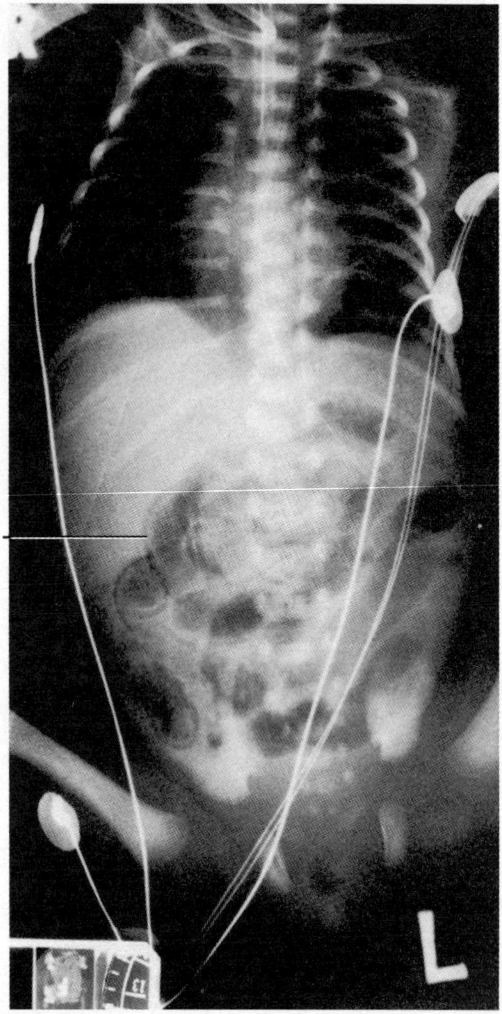

图 4.10　小婴儿极度虚弱，血性腹泻。注意肠壁内气体清晰显示结肠壁。为坏死性小肠结肠炎。

结肠气肿病

寻找（图 4.11）：

- 含气囊肿突入大肠腔内，形成多个小囊状影，主要集中于右上腹
- 正常黏膜变形
- 穿孔征象（此片未显示）——可以是局限性或弥漫性，即气腹或气体局限于肠系膜。这些含气囊肿破裂不会产生严重后果，但常出现阵发性腹痛。吸入高压氧可以治疗此病

患者可以合并结肠炎，少数患者有精神病史。

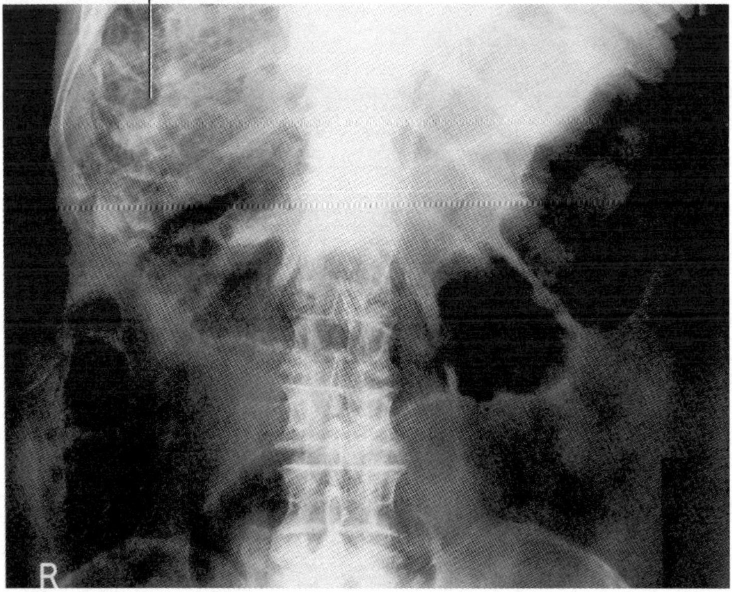

图 4.11 为 54 岁女性患者，反复腹痛和腹泻。为结肠气肿病。

膀胱壁内积气

注意（图 4.12）：

- 多个不规则囊状透光区与弧形膀胱上缘重叠
- 为“气肿性膀胱炎”，膀胱壁内合并产气菌感染
- 直肠内巨大粪块周围气体有类似表现，因此，必须仔细分析，不过粪块周围气体影较光滑

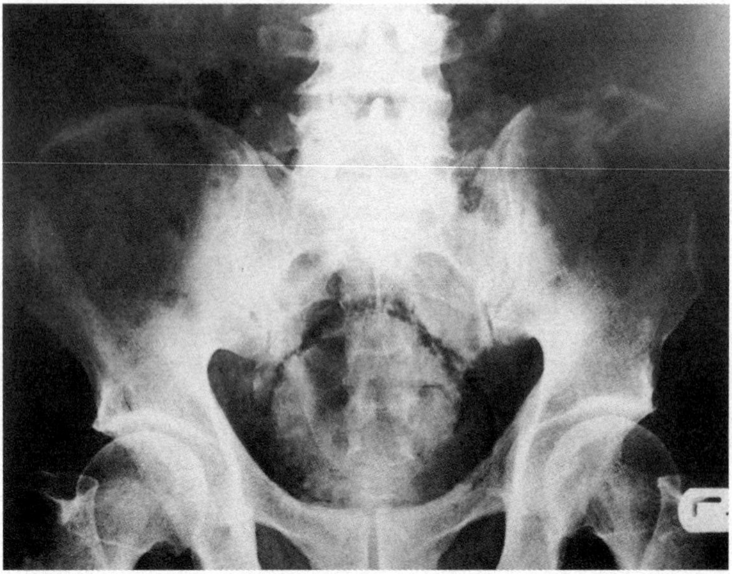

图4.12　为50岁男性患者下腹部X光片，该患者有糖尿病，继发严重尿路感染。

壁内积气的原因

常见原因

- 肠炎——可能是中毒性巨结肠即将发生穿孔的征象，也可能是溃疡性结肠炎的合并症
- 肠缺血导致坏死或梗死，由于：
  肠绞窄
  肠扭转
  坏死性小肠结肠炎
  梗阻（早产儿）
- 肠气囊肿症。通常为良性病变，常在X线检查时偶然发现（115页）

罕见原因

- 糖尿病合并肠壁感染（也可发生于胆囊和膀胱）
- 医源性（内镜检查后、活检后、术后）
- 阻塞性肺疾病气体源于胸部（哮喘，慢性阻塞性肺疾病）
- 消化性溃疡病、恶性肿瘤
- 类固醇类药物（可以缓慢发生）

腹腔内感染

初步认识腹腔内感染

必须高度怀疑腹腔内感染，尤其是那些术后不能尽快康复的患者。

仅有发热和局部体征并无明显其他不适的患者也可能发生腹腔内感染。

最多见的腹腔感染是术后膈下脓肿和阑尾穿孔或结肠憩室炎引起的结肠周围脓肿，上述脓肿通常伴有疼痛。穿通伤（刀伤、子弹伤等）也会将细菌带入腹腔，发生腹膜炎。

脓肿形成过程中产生脓汁，出现大量积液，超声或CT很容易显示，但在平片上仅表现为模糊的高密度肿块或者甚至无法诊断。然而产气菌感染，多发气泡或者大量气体和液体异常聚集时，平片能考虑脓肿形成。当然产生的气体可以干扰声束传播，此时平片诊断可能优于超声，但不如CT。

当脓肿逐渐形成脓腔，脓腔内气泡与半黏稠的浓汁相互混合，可以类似颗粒状粪便，因此必须格外留意。有一点支持脓肿就是病变位置固定，因此要从一系列X光片中寻找位置始终没有变化的气体影。除了仰卧位片，尽量拍摄立位或患侧卧位片。正常情况下肠蠕动会引起肠管形态的变化，但麻痹性肠梗阻例外。哨兵肠襻可以位于脓肿周围，但多缺乏肠黏膜。在脓肿初期很容易将脓肿内液面误认为肠袢。

关注：切记即使感染可能危及生命，老年人反应也可能非常轻微，体温稍高或体温正常，白细胞计数正常，但无论如何应仔细检查与炎症密切相关的一些特殊表现。镓标记白细胞可以发现隐匿性腹腔脓毒血症，切记腹膜后腰大肌脓肿患者出现典型腰大肌刺激症，髋关节不同程度屈曲，伸直受限。

注意：如果疑似脓毒血症，尽快做超声或首选CT检查，以便放射科医生或手术尽早经皮引流。

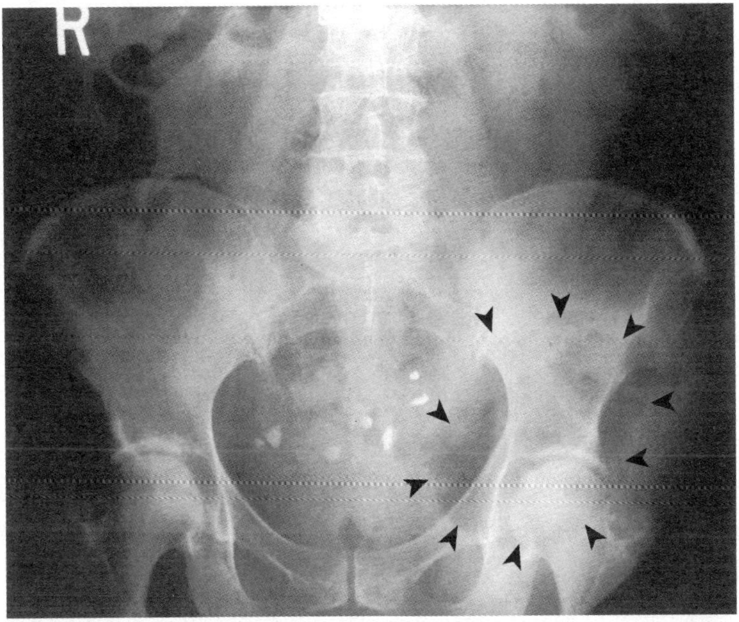

图 4.13 仰卧前后位片。72 岁女性患者，因明显左下腹疼痛、发热和触痛入院。已知患者有多发憩室病，尤以乙状结肠为著。因乙状结肠憩室感染破裂浓汁进入左侧腹部继发前腹壁脓肿，继而向左前下腹壁蔓延（肥胖）。

寻找（图 4.13）：

- 左侧髋关节、髂骨缘和盆腔处显示较大圆形低密度区。气体位于较大脓腔内前部。
- 盆腔内多发高密度影——为钡灌肠检查后憩室内钡剂残留，说明患者有憩室病，也表明可能是患者目前疾病的原因。
- 立位片左侧髋关节处见较大气液平面（图4.14）。立位时液体在重力作用下向下移动。气液面大、位置高并偏外侧，不可能是股疝或腹股沟疝。细针穿刺抽吸证实有脓汁。

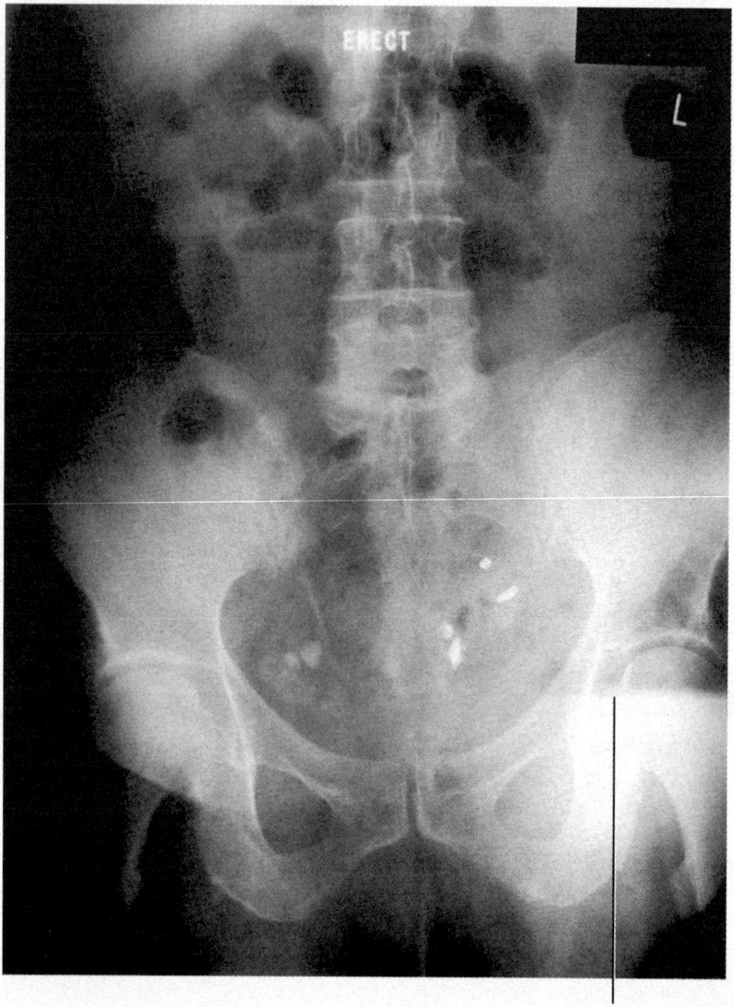

图 4.14　左前下腹壁脓肿（立位片）。

注意立位片的价值，可以证实脓汁形成；出现液平面，进一步说明脓肿局限。如前所述，最近有一种趋势拍摄立位片明显减少，但立位片有助于解决一些X线检查中所遇到的疑难杂症，正如本例所示。

注 意：脓肿有时可以发生在实质器官，如肝脏、脾脏和脑，形成气液平面。

观察（图 4.15）：

- 气体聚集在右侧膈肌下方
- 较大液平面（箭头所示），因脓汁位于右侧膈肌下方
- 右侧膈肌变薄，为“裸膈征”

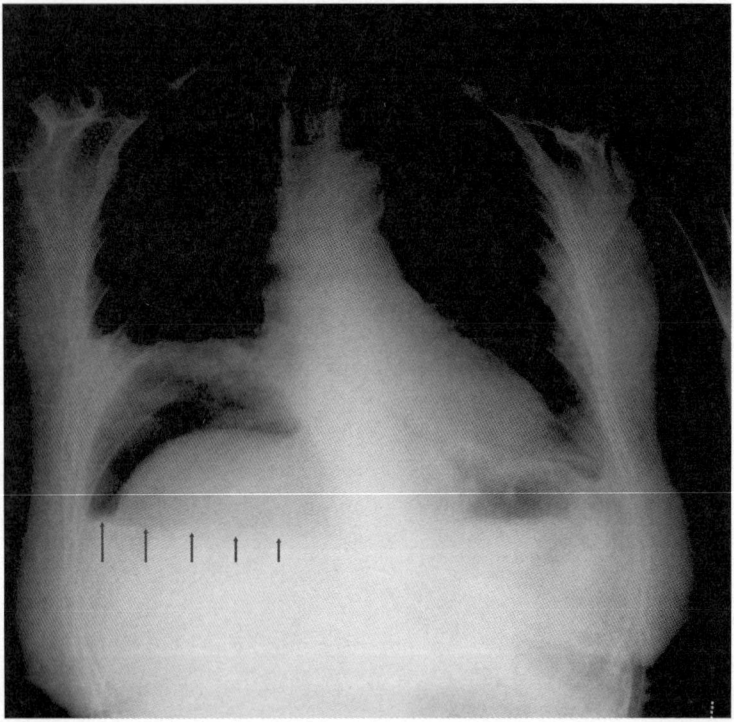

图4.15　右膈下脓肿（箭头所示）。63岁女性患者，8天前做过胆囊切除术，现发热和右上腹触痛。较大右侧膈下脓肿。注意胸腔积液。

第 5 章

腹水

腹腔内游离液体聚集为一种重要临床表现，典型临床体征为“移动性浊音”。大量游离液体 X 线表现为腹胀。

仰卧位肠管多漂浮于腹水上方，位于中腹部。由于液体积聚在肠管之间，致肠管分离。

同时应寻找：

- 腹部膨隆
- 中央密度高，边缘清晰，密度低，由于腹胀明显，腹部生理曲线消失
- 由于对比度下降，表现为灰色或“毛玻璃样”，因腹胀与腹水加剧了散射导致灰度增加
- 结肠远离腹腔脂肪线向心性移位，也远离内侧腹壁。为了显示清晰，通常需要在强光灯下观察
- 由于腹水包绕，肝下缘、腰大肌外侧缘、肾脏等边缘模糊消失。当腹水达到 7～10ml 时肝下缘消失
- 双侧膈肌上升（大量腹水）

腹水原因

- 低蛋白血症（经肠道或肾脏丢失）
- 肝硬化（图 5.1）
- 充血性心力衰竭
- 炎症（胰腺炎、结核性肉芽肿）
- 腹膜转移瘤，有时形成“网膜饼”
- 淋巴瘤
- 下腔静脉阻塞

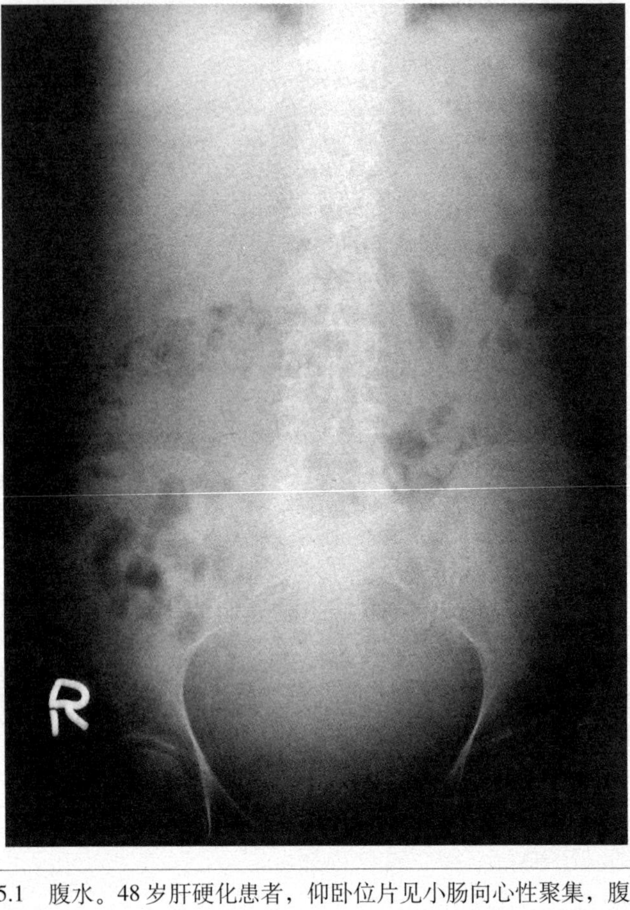

图 5.1　腹水。48 岁肝硬化患者，仰卧位片见小肠向心性聚集，腹胀。

- 营养不良
- 肾病综合征
- 缩窄性心包炎

腹水通常首先出现在盆腔，继而进入结肠旁沟，后逐渐充满腹腔。

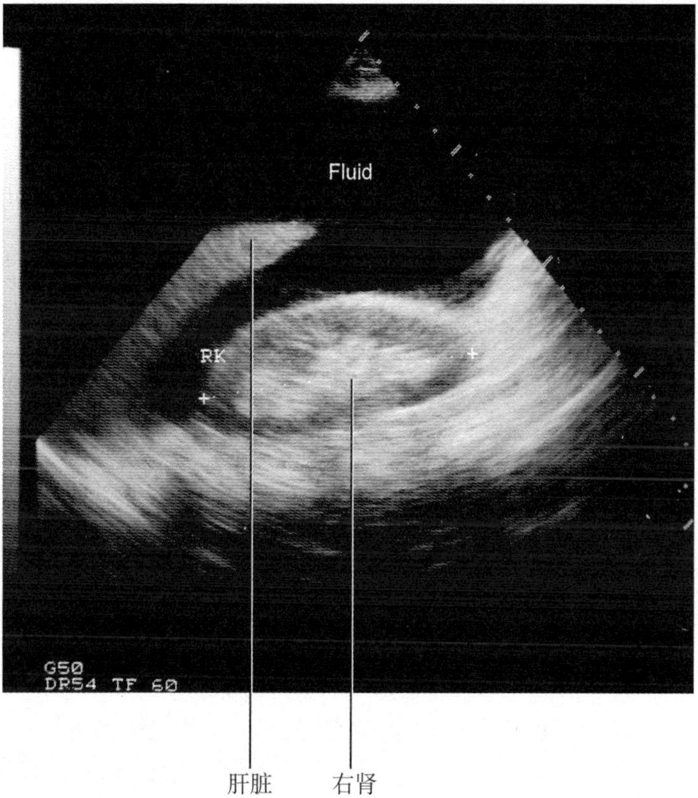

图 5.2　腹水的超声表现。

注 意：有时大肠内粪便夹杂气体临床触及“移动性浊音”非常像腹水，但超声很容易鉴别。

通常做超声检查（图5.2）证实或除外腹水，像图中所示表现为无回声暗区，将肝下缘与肾脏分开，正常情况下二者紧密相邻。可以在超声引导下穿刺引流液体缓减症状，并查找恶性肿瘤细胞。

第 6 章

腹腔内异常钙化

腹腔内病理性钙化的原因多种多样。将放射科实际工作中所能遇到的常见的和重要的原因叙述如下。

血管异常钙化

首先应该记住诸如糖尿病和慢性肾衰等重要疾患可以在疾病初期引起血管钙化——在 X 光片患者姓名处查看出生日期，核对患者年龄，排除脊柱退行性变。

主动脉、主动脉瘤

有必要复习并重新思考正常主动脉这部分内容（28 ～ 29 页）。无论腹部X光片是年轻人的抑或老年人的，均应培养一种习惯——寻找主动脉。必要时将主动脉当成“最感兴趣的器官”（见最后一章“提示”）。

重要事实：必须高度怀疑腹主动脉瘤，因本病非常危险，主要经手术或植入支架治疗。通常在腹平片上意外发现相关征象而考虑此病。

患者生命就掌握在阅片者手中。既往反复X线检查医生均没能发现腹主动脉瘤，导致这些患者随后因动脉瘤破裂而突发死亡。

即使你从本书中一无所获，也应学会发现主动脉瘤！仅10秒钟仔细观察就可能拯救患者生命。

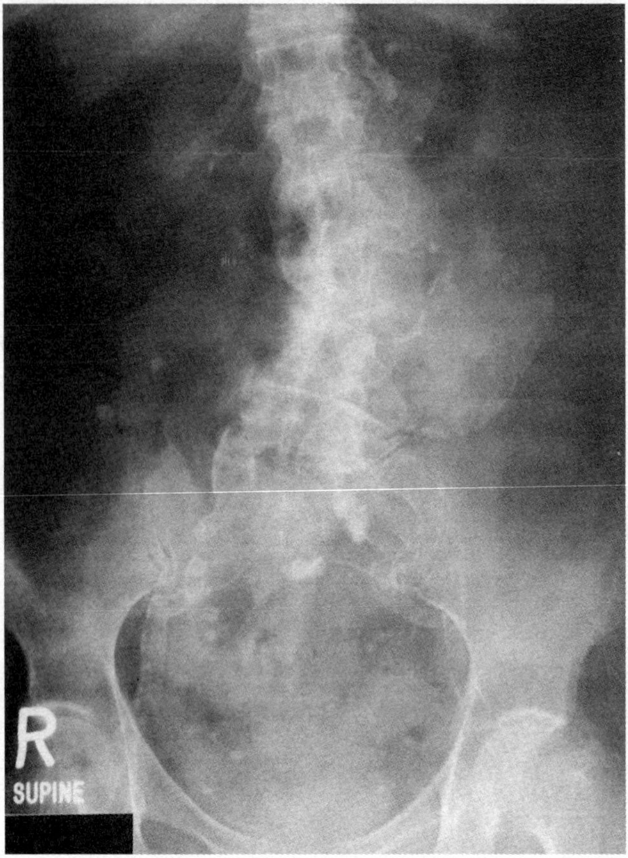

图6.1 主动脉瘤。65岁糖尿病患者，长期吸烟。注意巨大钙化肿块向左侧突出。为腹主动脉瘤。

寻找（图 6.1）：

- 主动脉壁典型线样钙化。多数动脉瘤突向左侧，但有时可以突向右侧或对称居中，完全与脊柱重叠。
- 伴髂动脉钙化，正如图中所示。动脉瘤也可发生于髂动脉（见 139 页图 6.8）。

临床/放射科所面临的挑战

- 内科医生或外科医生会认为发现了腹主动脉瘤，申请X线检查明确诊断。瘦长体型的患者或脊柱前凸的患者，当合并高血压时，很容易触及动脉或动脉搏动，此时正常主动脉非常像动脉瘤。
- 体型胖的患者即使动脉瘤较大，并可能已经触及到动脉瘤的准确位置，但诊断起来也可能没有十足的把握。

注意：未触及动脉瘤并不能说明患者没有动脉瘤。触诊时手指力量不能太大，以免引起动脉瘤破裂；超声检查时探头压力不可过大，显示清楚动脉即可。

- 多数动脉瘤壁呈环形钙化，但因前方气体、结肠内容物和X线散射等发现动脉瘤很难。环形钙化影正好位于脊柱边缘，被误认为脊柱的一部分。同样，骨赘形成的骨桥和致密弯曲的横突尖会被误认为是动脉瘤的一部分。
- 有些主动脉瘤瘤壁钙化轻微，不容易显示，但是不符合正常解剖足以提示诊断。

寻找：

- 主动脉壁的正常钙化或部分主动脉壁钙化（40岁以上患者）与脊柱重叠，管壁平行或向心性聚拢：可以除外动脉瘤，但必须明确显示双侧壁均有上述表现。然而，应该注意并不是每个人的主动脉都会发生钙化——甚至老年人。

有几点值得思考：

1. 在英国每年大约有5000例男性患者死于腹部动脉瘤破裂，其中有些患者曾经拍摄过腹部X光片。
2. 阿尔贝特·爱因斯坦因腹主动脉瘤破裂而辞世。
3. 在英国一些地区，尽管随着动脉瘤手术的增多，术后死亡率有所增加，但是对65岁以上男性人群影像普查已经明显降低了该病的死亡率。
4. 有些患者做了搭桥术，动脉瘤的钙化仍然清晰显示，因此，需要了解手术史，以便正确地解释这些征象。

其它更复杂的问题

- 主动脉走形迂曲，但不属动脉瘤样改变。动脉瘤是指动脉壁不平行，向两侧突出。
- 平行的动脉壁因动脉迂曲其中一侧壁显影——通常为左侧壁，酷似动脉瘤，当未发现另一侧动脉壁时不能误诊为动脉瘤，正如下图所示（图 6.2 和图 6.3）。
- 真正动脉瘤会有一侧壁凸向脊柱右侧——应养成习惯注意脊柱右侧。
- 极少数动脉瘤会很大（如>8cm），钙化的瘤壁明显分离而不典型，或动脉瘤与骶髂关节下部重叠，如果阅片者没有注意这一现象，容易发生漏诊。
- 多数动脉瘤无任何症状。
- 肠系膜上动脉钙化罕见（图6.4），沿脊柱左侧弯曲延伸，与动脉瘤相似。然而，此时能清晰显示主动脉本身可能发生的钙化。

别掉入陷阱!

现在观察（图 6.5）：

- L_4 椎体左侧及以远薄层钙化
- 脊柱旁 L_4 椎体右侧轻度薄层钙化

阴性胆结石患者，具有典型腹主动脉瘤（AAA）X线表现。最初观察过此片的两位医生均未发现。

观察（图 6.6）：

- 钙化的腹主动脉壁局限性扩张，证实为动脉瘤。

注意：所有X光片均存在轻度放大，动脉瘤也不例外，但通常认为当主动脉超过3cm后即可诊断动脉瘤。有时主动脉直径>3cm（所谓的“膨胀”）也不是动脉瘤样扩张，因此，主要观察平行的血管壁向两侧突出，即观察主动脉形态。

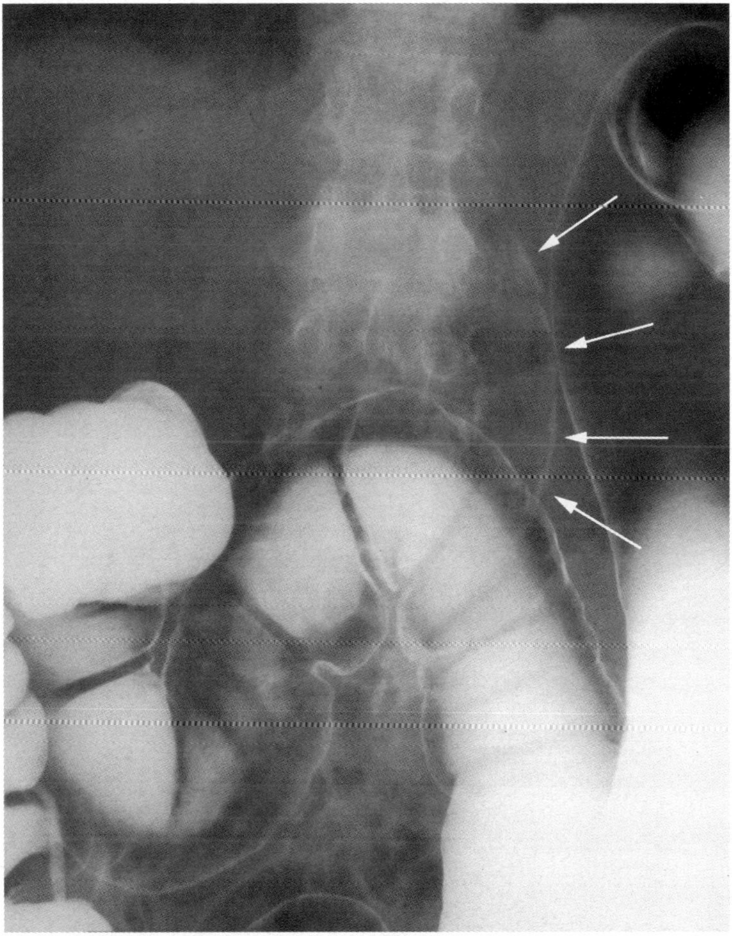

图 6.2 灌肠片疑似主动脉瘤。未拍摄对照片（灌肠前平片）。

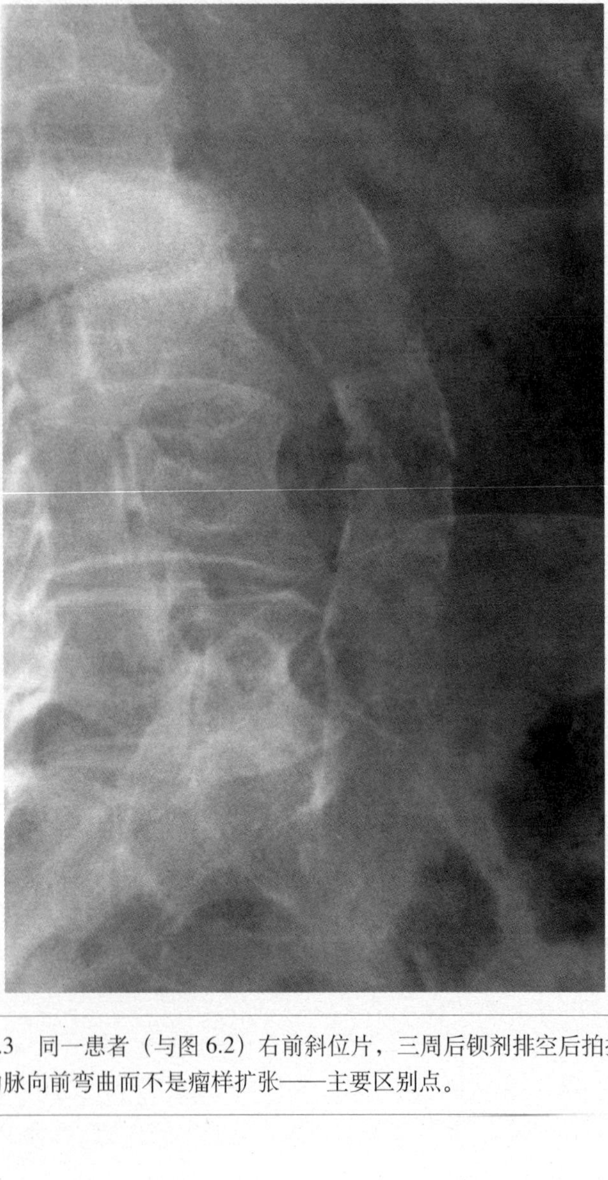

图 6.3　同一患者（与图 6.2）右前斜位片，三周后钡剂排空后拍摄。主动脉向前弯曲而不是瘤样扩张——主要区别点。

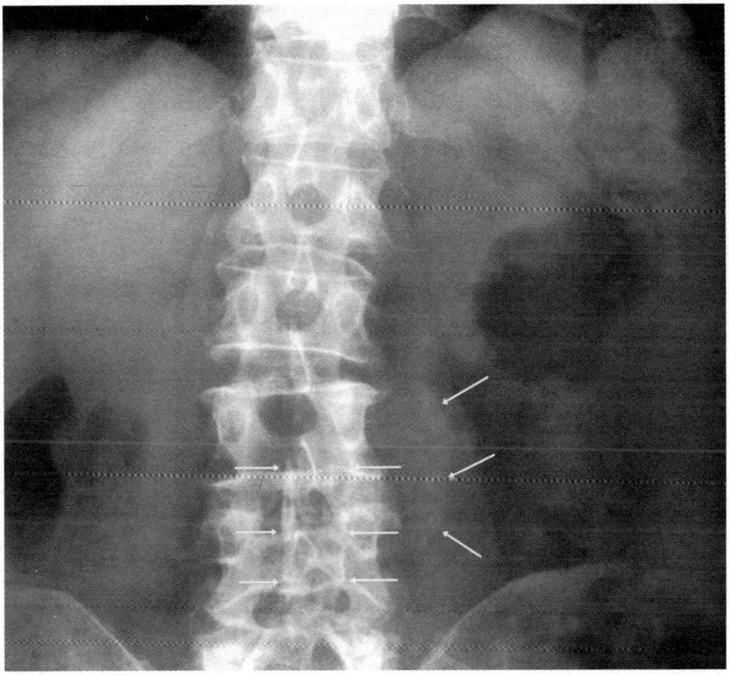

图6.4 肠系膜上动脉钙化（左侧箭头所示），酷似腹主动脉瘤。注意脊柱上仍然清晰显示正常主动脉（已发生钙化）。

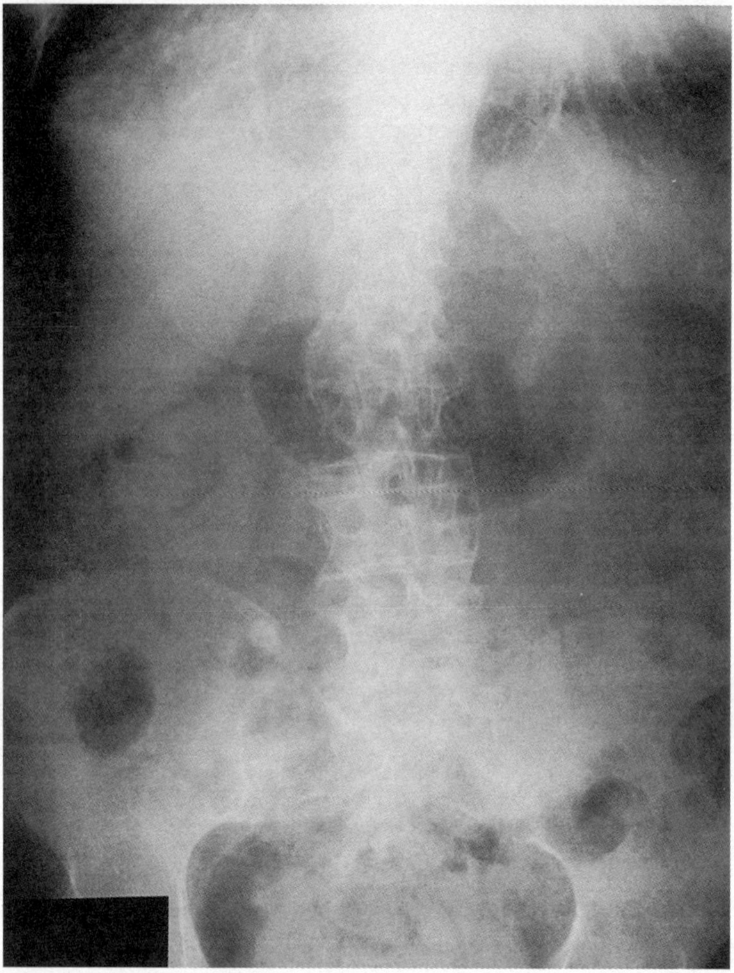

图6.5 仰卧前后位X光片，患者右侧腹痛。最初观察过此片的两位医生均未发现动脉瘤。

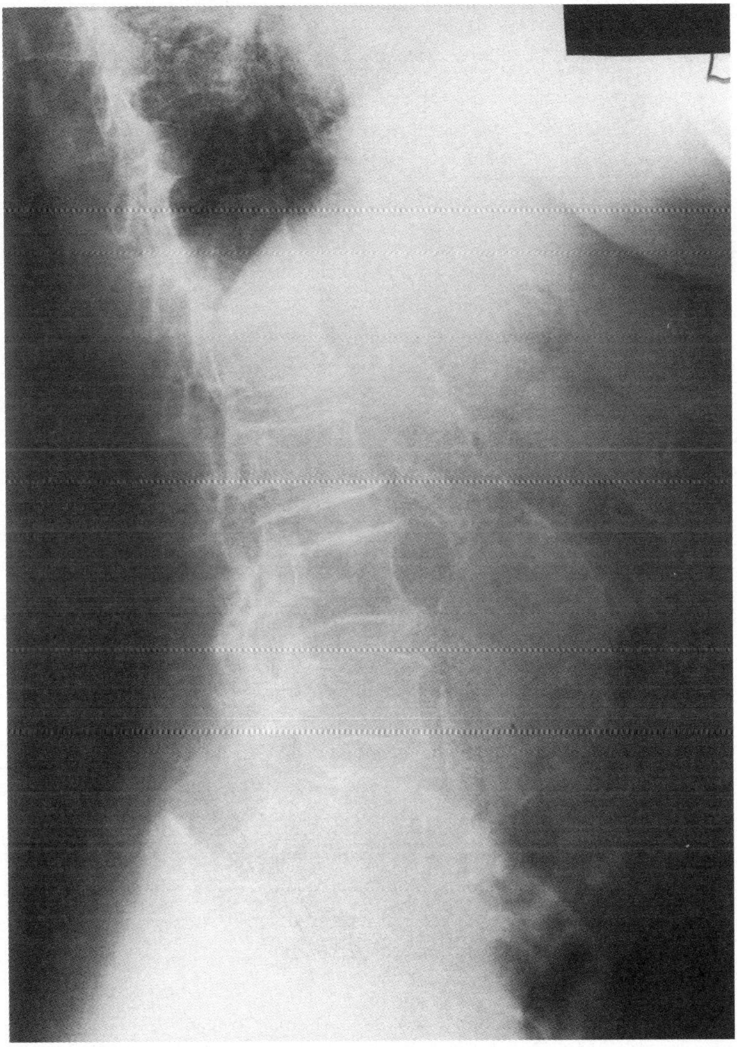

图 6.6 同一患者侧位片。第 3 位医生观察此前拍摄的 X 光片时高度怀疑动脉瘤，建议拍摄侧位片进一步观察，证实为巨大主动脉瘤。

做什么？

正如许多其它疾病那样，为了澄清X线检查中的疑惑，建议进一步拍摄其它体位片。如果无法确诊，不能仅仅依赖一张X光片，但是没有必要让患者接受二次照射的话，切实可行的办法是会诊解决。当然，如果就你一人当班，仍然不能确定，可以：

1．建议加照腹部侧位片。侧位片中主动脉远离脊柱，你所观察的对象将更加清晰。

2．建议加照仰卧左后斜位片（相当于右前斜位片）。该片优于侧位片，主动脉远离脊柱，为观察主动脉的最佳体位，但阅片时难度相对较大。然而，放射科医师认为该体位片非常有价值。利用平片就可以发现动脉瘤，但下一步应选择超声或腹部CT扫描。

动脉瘤破裂?

遇到急腹症必须尽早判断是否危及患者生命或者有足够时间检查主动脉，即便只拍摄平片。

根据患者血液动力学是否稳定作出判断，目前多层CT扫描速度非常快，不妨首先选择。

肾动脉是否受累?

如果动脉瘤位于L_2水平，可能累及肾动脉，不过副肾动脉位置较低，通过平片无法排除肾动脉受累。为了证实或排除肾动脉受累，必须选择CT血管成像（CTA）、磁共振血管成像（MRA）或传统的血管造影。

观察（图6.7）：

- 腰椎右侧见不规则钙化影向外突出
- 右侧腰大肌外缘清晰
- 左侧腰大肌外缘消失，且左侧腰大肌密度明显增高，见软组织密度影向外突出

为腹主动脉瘤破裂，左侧腹膜后血肿形成。

注 意：腰大肌外缘清晰不能说明动脉瘤没有破裂，相反，一旦临床考虑动脉瘤破裂，所有疑似患者，只要病情稳定，都必须做CT检查。

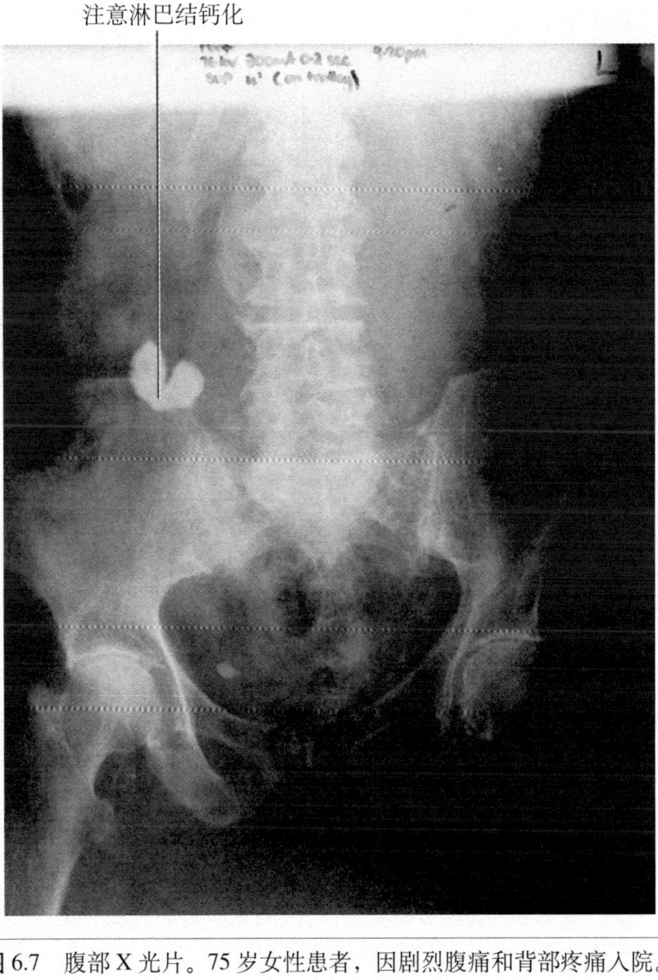

图 6.7 腹部 X 光片。75 岁女性患者，因剧烈腹痛和背部疼痛入院。患者出现休克，脉搏加快和血压下降。为动脉瘤破裂（注意 X 光片上方检查时间，表示危重病人）。显示动脉瘤突向脊柱右侧。

主动脉瘤破裂

寻找：

- 腹膜后占位，伴一侧或两侧腰大肌消失
- 单侧或双侧肾脏轮廓消失
- 肾脏移位
- 血肿导致主动脉移位
- 肠梗阻
- 腰椎侧弯
- 主动脉瘤向破裂一侧凹陷，主动脉瘤本身可以显示或不显影。

如时间允许应急诊做多层 CT 扫描。

对于血管外科医生借助其它检查方法很快就可以发现动脉瘤，主要与动脉瘤大小有关。除平片外，很容易解决这一难题。小的动脉瘤可以每隔 6 个月或 1 年超声随访一次。

切记：动脉瘤破裂后死亡率非常高（50%）。

其它动脉瘤：髂动脉、脾动脉、肾动脉

高度疑似腹主动脉瘤，在寻找腹主动脉瘤时，偶尔也会发现其它血管动脉瘤。

寻找（图 6.8）：

- L_4 下缘主动脉左、右分叉处以远见向两侧突出的钙化肿块
- 如本图所示，主动脉瘤向远延伸，一直到髂血管。并非完全如此，通常（70%）髂动脉瘤可以单纯存在

切记：尽管髂动脉瘤不如腹主动脉瘤多见，但发生破裂仍然会危及生命。如果没有太多肠道内气体干扰，多普勒超声很容易确诊，或者选择CT、CTA检查。髂动脉瘤的治疗选择植入支架或手术修补。

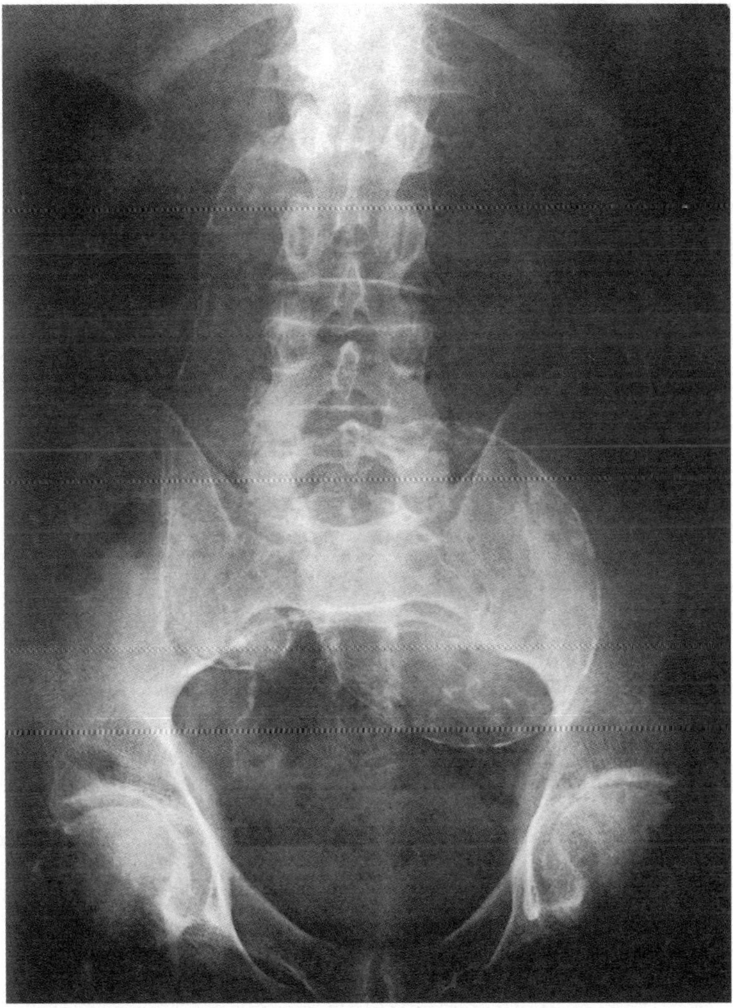

图6.8 左侧髂总动脉巨大动脉瘤。65岁男性患者，因腹痛做X线检查，发现腹主动脉瘤凸向脊柱右侧。左侧骨盆内又发现钙化肿块。为髂动脉瘤。

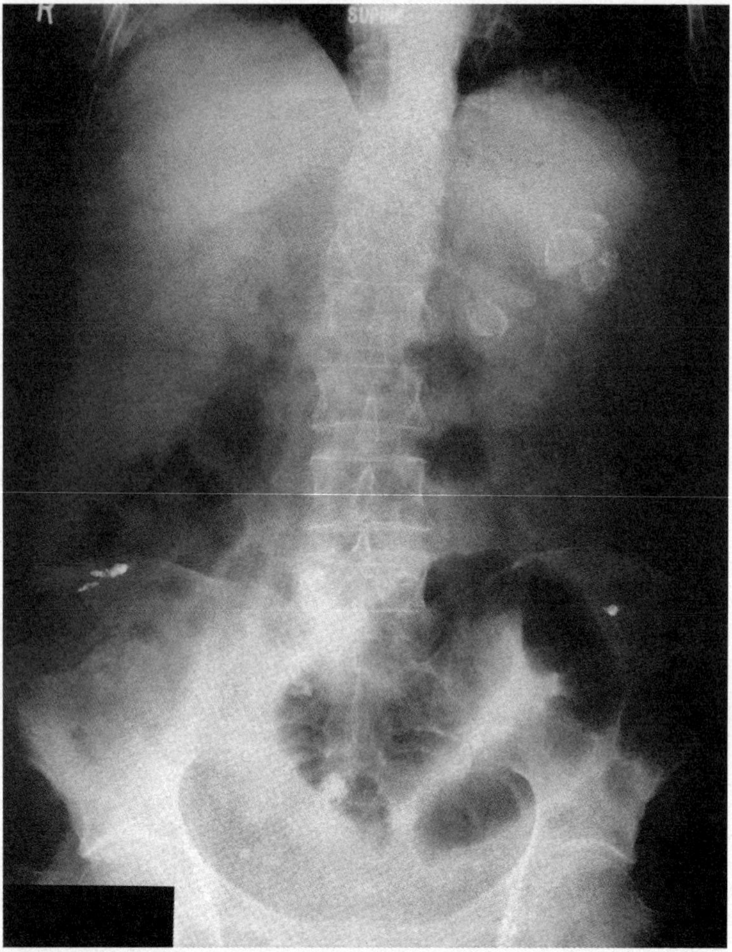

图 6.9 女性患者，69 岁，因左上腹部疼痛拍摄腹部 X 光片。左上腹发现圆形钙化肿块，为脾动脉瘤。同时发现臀部既往注射铋针剂后残留的高密度影。

重要事实：已经植入支架的动脉瘤仍然可以发生血液溢出，即所谓“内溢”，CT即可诊断。接受诸如支架植入等治疗后并非患者就高枕无忧。

脾动脉瘤

寻找（图6.9）：

- 左、右侧标记。正确持片很容易识别，患者胆结石位于右侧，而脾动脉瘤位于左侧。观察X光片时必须检查左、右侧标记，不要将X光片左侧误认为右侧。注意标记，不要通过病变来判断左右侧。
- 左上腹单发或多发的圆形或半圆形钙化肿块。
- 脾动脉钙化。可有可无。

脾动脉瘤多见于老年患者，X线检查时偶然发现，发生率占腹部动脉瘤的第2位，大约2/3出现钙化。亦可发生于年轻女性患者，妊娠期极易发生破裂，死亡率高，需要与异位妊娠破裂鉴别。脾动脉瘤通常无任何症状，原则上老年人脾动脉瘤不需要处理，但应咨询血管外科医生。脾动脉瘤亦可发生在门脉高压时。必要时选择介入栓塞治疗。

肾动脉瘤

本病罕见，并多在影像检查时偶然发现，大约1/5为双侧动脉瘤。可以合并高血压、腹痛和血尿，需要与肾结石、胆结石等鉴别。当腹部出现圆形高密度阴影，可能是肝动脉瘤，但极其罕见。CTA 或 MRA 很容易确诊。

动脉瘤原因

- 动脉粥样硬化
- 高血压
- 感染（真菌）
- 创伤
- 先天性
- 肌纤维发育不良
- 多发性结节性动脉炎

注意：平片发现动脉瘤通常需要急诊选择其它成像方法进一步证实动脉瘤的有无和范围，当然平片未发现动脉瘤并非患者一定就没有此病。

肝脏内钙化

肝脏内钙化灶相对少见，但时有发生。很容易被忽视，或被误认为肋软骨钙化。主要原因包括：

- 陈旧性肉芽肿（结核、组织胞浆菌病）
- 原发性肝肿瘤——肝细胞癌
- 继发性肝肿瘤，如源于结肠、卵巢、胃胶样癌肝转移，或乳腺癌治疗中肝转移（图 6.10）
- 肝包虫囊壁或部分内囊塌陷："水上浮莲"征

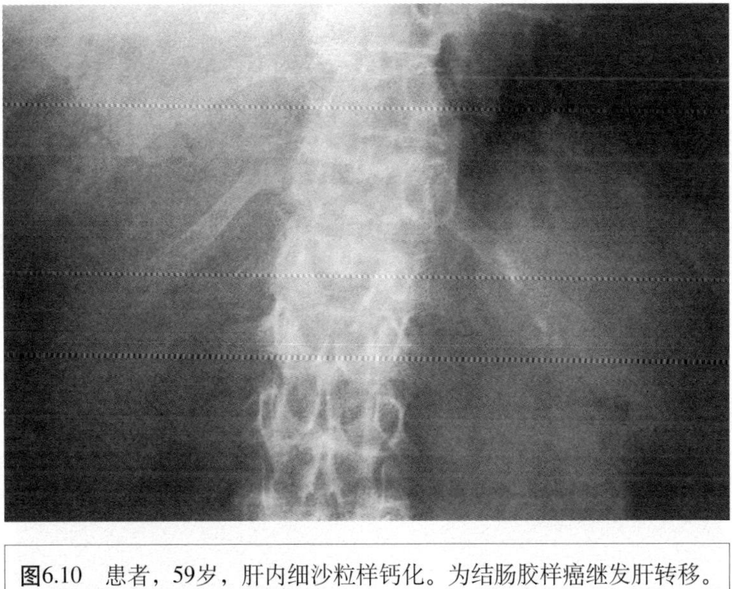

图6.10 患者，59岁，肝内细沙粒样钙化。为结肠胶样癌继发肝转移。注意肝脏增大引起右侧膈肌升高。

胆囊钙化、慢性胆囊炎

有时胆囊本身也可以发生钙化——"瓷性胆囊"——或胆囊内胆汁密度增高——"石灰胆汁"—— 合并慢性胆囊炎。

脾脏内钙化

腹部X线检查时通常偶然发现脾脏内钙化（图6.11），且非常少见。钙化灶大小不一，可以是斑点状钙化，或整个脾脏内出现较大钙化肿块。

原因

- 囊肿（先天性、外伤后、包虫）
- 肉芽肿（陈旧结核）
- 静脉石（血管瘤）
- 梗死
- 寄生虫感染（阿米巴病）
- 镰状细胞贫血

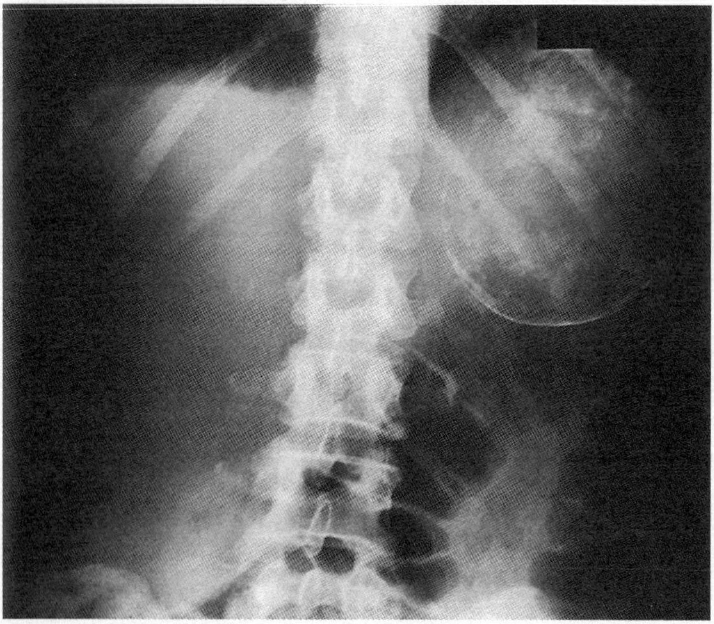

图6.11 为50岁女性患者。脾内偶然发现钙化肿块。为良性囊肿，注意巨大肝脏。

结石

肾结石（图6.12和图6.13）

肾结石多数为阳性结石（85%~90%），因多为含钙质。肾结石表现可以是多发小致密影（肾钙质沉着症），亦可以是大块致密结石完全充满收集系统（鹿角状结石）。然而，多个小结石更多见。

平片遇到的问题包括：通过斜位片、立位片或断层片观察致密阴影与一侧或另一侧肾脏相比位置是否恒定，主要与肋软骨钙化和胆结石鉴别，后者位置靠前，而肾结石位置偏后。即使侧位片结石与脊柱重叠，但只要结石位置偏后即能证实为肾结石。

其它疾病如结核、囊肿、肿瘤和肾动脉瘤亦可能合并钙化。肾结石也可能是透光结石，如痛风患者尿酸盐结石。无创检查如超声，特别是CT通常可以发现肾结石。

肾结石常见原因

- 甲状旁腺功能亢进
- 感染
- 尿路不畅或梗阻
- 脱水
- 维生素D过量
- 髓质海绵肾
- 血吸虫病
- 痛风（尿酸盐结石）

重要事实："不透射线"一词只是相对而言，主要与结石化学成分中原子数多少和放射科技师摄片时所选择的电压高低有关。胱氨酸结石含有硫，用75KV电压拍摄时可以显示，而用95KV电压拍摄时消失。结石大小、结肠内容物重叠等明显影响结石的显示。注意尽管数字片有许多优点，但目前在发现结石方面不如传统X光片。

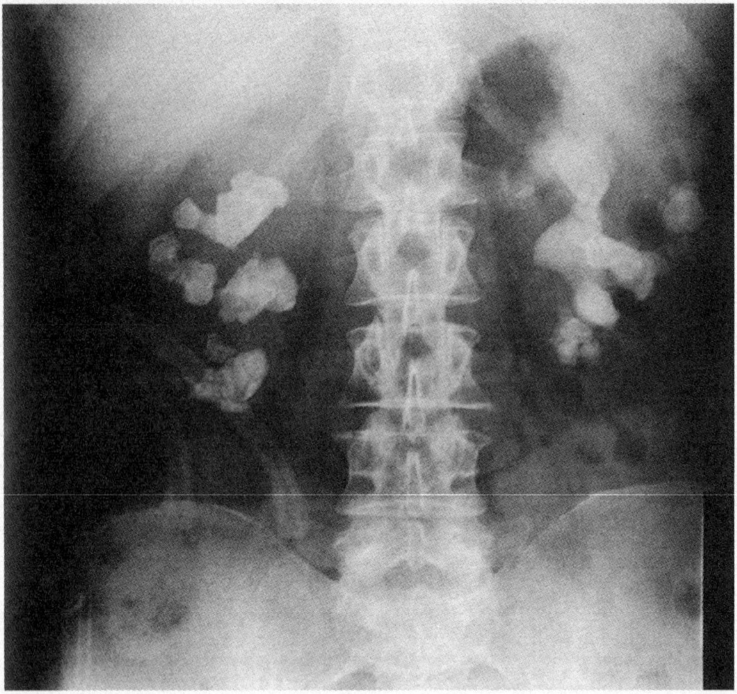

图6.12 腹部X光片。左肾内见鹿角状结石，而右肾结石部分呈鹿角状。治疗可以采用体外冲击波碎石或介入经皮穿刺取石。

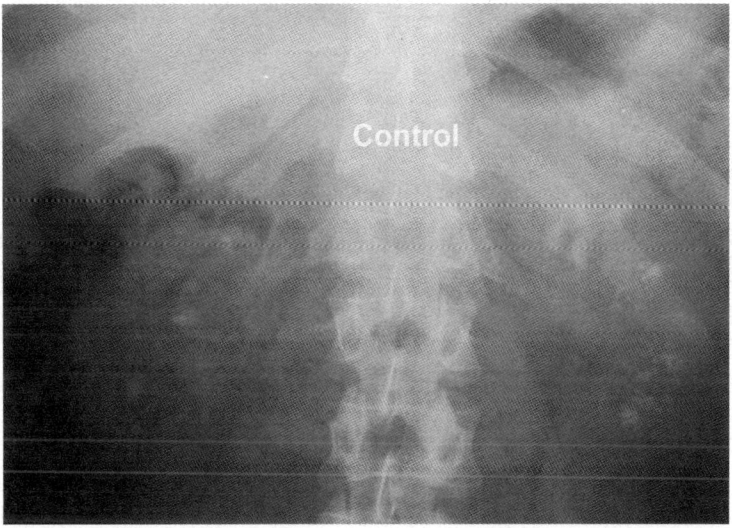

图 6.13　静脉尿路造影（IVU）前上腹部对照片显示双肾钙质沉着症。

寻找结石

背景

尽管门诊患者常常拍摄腹部平片（KUB），但应该清楚KUB急诊检查肾结石疑似患者有许多不足。未发现致密影并不能认为患者没有结石或尿路梗阻，同样发现致密影也并非一定是结石或必然引起尿路梗阻。换言之，不管平片显示的结果如何均不能证实或除外尿路结石或梗阻。由于阅片人诊断水平有差异，发报告时间长短不一，使问题更复杂。然而，作为静脉尿路造影检查前重要补充，腹部X光平片是非常有价值的，也是无法替代的。如果临床高度怀疑肾结石，患者应到急诊科就诊，或与泌尿科会诊，急诊做CT检查，或选择IVU。“学院准则”对此有清晰的阐述。如患者碘过敏，应首选超声和普通X线检查（如果没有CT），而孕妇只能做超声检查，并与放射科医生会诊。

当然，有些患者仅仅是尿路感染，没有肾绞痛，并且如果是首次发病，根本不需要做任何影像检查，除非不得不立即使用抗生素。

认为结石可能是尿路感染的原因，为了发现结石应做平片或超声检查，或随后做 CT 检查（平扫）。

考虑严重急性肾盂肾炎，可以做 CT 增强扫描。

在寻找结石的过程中存在一些不足

切记有时可能是肾盂肾盏和输尿管重复畸形，即患者有两条输尿管伴行进入膀胱——仅部分（或一半）出现梗阻。若发现致密影位于另一致密影的内侧或外侧，可能是每一条输尿管中分别有一块结石，这种情况极其罕见。

静脉石（如前所述）和输卵管套扎可以酷似结石，但是若致密影位于坐骨棘远端通常是静脉石——尽管异位输尿管极其少见，为输尿管直接开口于尿道，可以引起尿失禁。当然，较大结石可能是膀胱结石，或前列腺钙化，后者致密影位于正中央（161 页图 6.22）。

要点：以往子宫切除前妇产科医生为了证实或除外异位输尿管要求做 IVU，妇产科医生对此非常重视。输尿管走行于宫颈旁，切除子宫时需要仔细分离输尿管。

若不清楚是否有双输尿管，在子宫切除时很容易发生意外——一旦发生尿液外漏需急诊手术。若将第二根输尿管当成血管结扎，后果不堪设想。

不幸的是，在盆腔手术时，有时曾发生无意中将某一侧输尿管结扎或切断。

放射界有一句俏皮话：“妇产科只做两种手术，一种是切断左侧输尿管，另一种是切断右侧输尿管。”

输尿管结石

- 遇到肾绞痛的患者（图6.14和图6.15），主要是寻找结石梗阻。其它少见疾病，如乳头脱垂或血凝块，也可引起梗阻症状，但是首先主要沿输尿管走行寻找小的致密影。
- 不重视输尿管走行的人认为输尿管就是“从肾脏发出进入膀胱”，它有可能走行迂曲、扩张、异位（的确如此）。但输尿管通常从肾脏发出，沿腰大肌前方下行，位于腰椎横突稍内侧或稍外侧下行进入盆腔，然后向内于坐骨棘水平进入膀胱。

重要事实：如果发现致密影，患者有症状，也不能认为一定是结石梗阻，因为类似情况有很多，如肋软骨钙化、淋巴结钙化、盆腔静脉石等。为了澄清高密度影的性质，目前最新观点认为应首选不用任何对比剂的腹部CT平扫。当然，如果不能常规选择CT扫描，必须做排泄性尿路造影（如果患者碘过敏阴性，见图6.16和图6.17）以明确：（1）致密影是否为梗阻物；（2）证实梗阻位置；（3）是否为完全性梗阻。

梗阻位置决定治疗手段的选择，因此必须明确梗阻部位。

切记：如果重度梗阻，因排泄延迟，急诊IVU需要数个小时才能完成。明确了梗阻部位才能结束检查。然而CT检查仅需要几秒钟。

输尿管结石极易梗阻的三个主要部位：

- 肾盂输尿管连接部
- 盆腔入口
- 输尿管膀胱入口

若患者碘过敏该如何检查?

梗阻时肾脏超声能显示扩张的肾盂肾盏，膀胱超声可以发现尿液从一侧输尿管“喷出”，则可以除外该侧输尿管梗阻。腹部CT平扫显示梗阻侧肾脏水肿和环线影以及患侧输尿管下端结石，CT突出的优点是不需要对比剂。世界上许多地方仍然使用传统静脉尿路造影，面对 IVU 检查将涉及下列情况。

重要提示：这是一张腹部X光片，拍片前未使用任何对比剂。目的是：（1）不至于遗漏阳性结石，使用对比剂后阳性结石可以完全“消失”（甚至鹿角状结石），以至于不能发现结石（见图6.18和图6.19）。（2）使检查者注意并清楚你熟悉IVU检查以及你做IVU的意图。

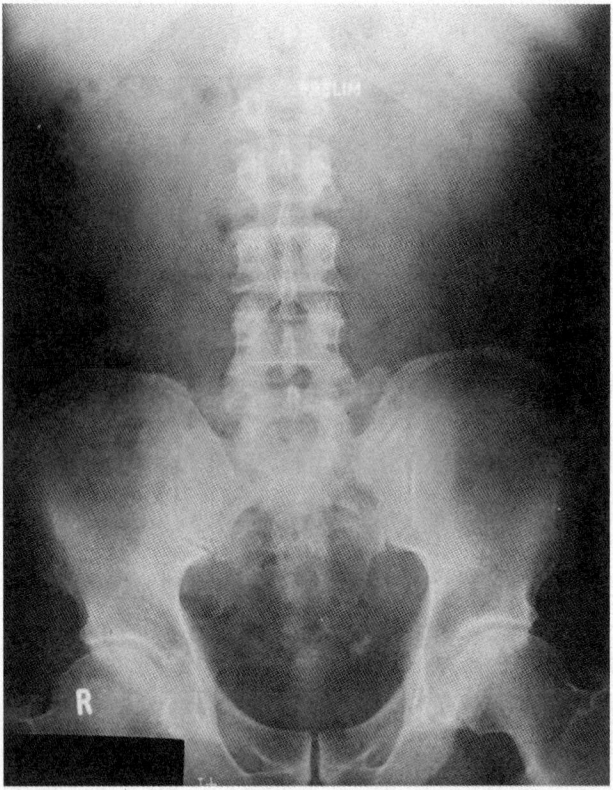

图6.14 为46岁男性患者，左肾绞痛。注意左侧真骨盆内示两枚致密阴影。结石。

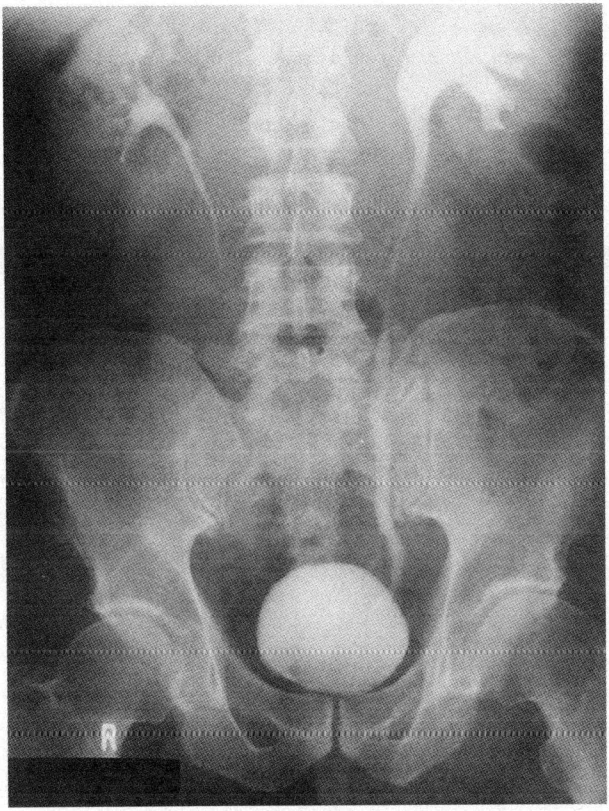

图6.15 同一患者静脉注射对比剂后拍摄的X光片。注意左肾积水和致密影上方输尿管扩张，为结石梗阻。输尿管结石直径大约4mm为临界值，小于4mm的结石可能通过。尽管目前可以使用药物减轻输尿管水肿，有助于结石通过，但大于 4mm 的结石会发生嵌顿。

只有阅读过对照片，诊断结石才更自信。

注 意：低年资放射科医生因没有观察平片作对照，会发生错误，这点非常重要。

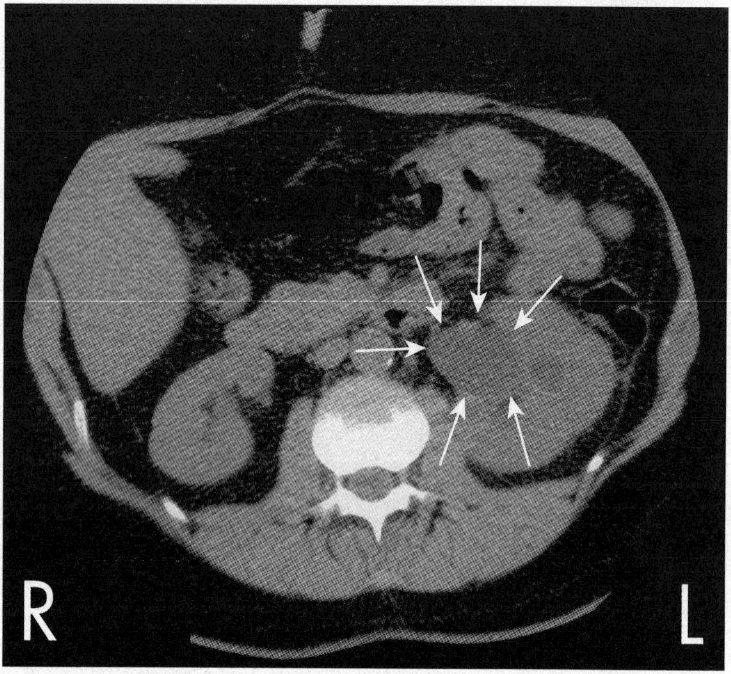

图 6.16 左侧肾盂扩张（肾积水），左肾轻度水肿和环形线影。

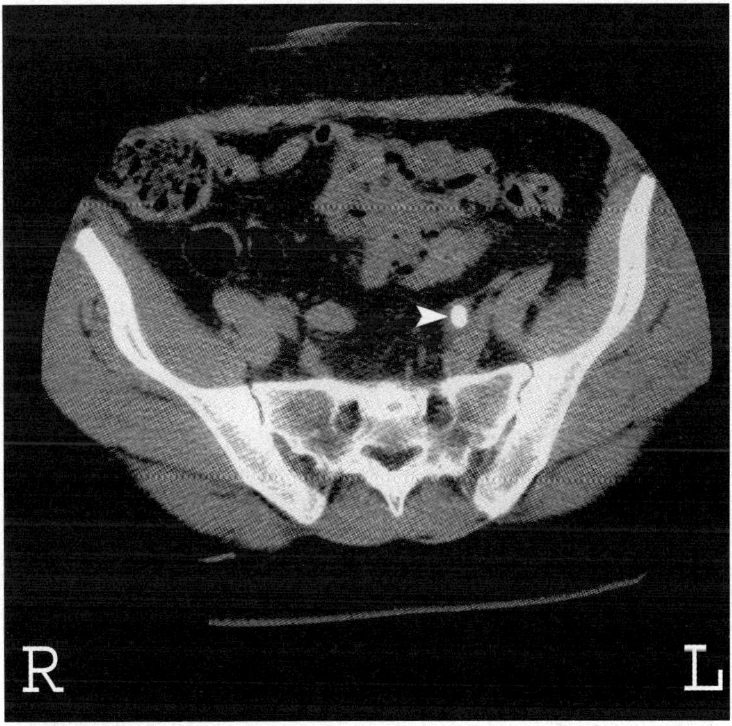

图6.17 骨盆CT扫描显示左侧输尿管下段结石梗阻，像停车尾灯（箭头）。患者既没有口服对比剂，也没有静脉注射对比剂。

平片对照的价值

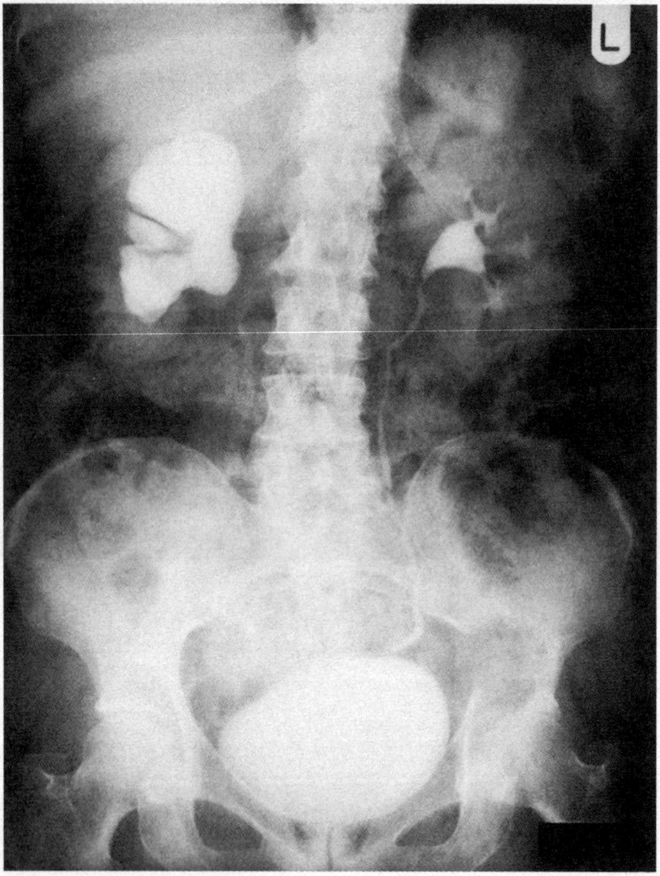

图6.18　静脉尿路造影30分钟后拍摄的X光片显示右肾较大鹿角状结石和肾积水，左肾正常。

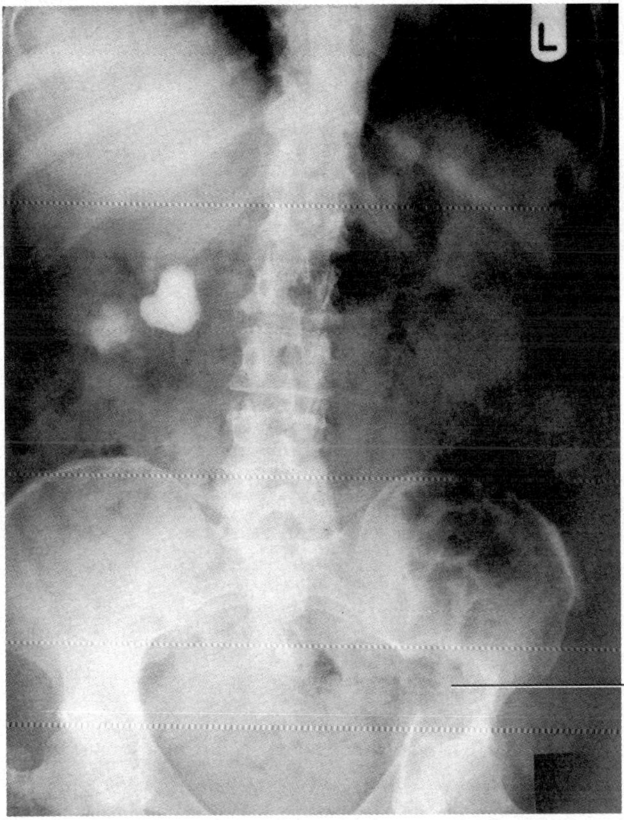

图6.19 同一患者IVU检查前拍摄的平片，仅在右肾盂输尿管连接处见小结石梗阻，下组肾盏内含钙致密影。另外注意左侧髂骨溶骨性破坏。患者发生骨转移，高钙血症，诱发肾结石形成。

忠告：

- 造影片所见与平片对照明显不同。
- 意外征象应高度警惕，全面阅片以便寻找其它异常。

膀胱结石

膀胱内结石相对少见。可以是单发，相对较大，如鸡蛋大小，或者较小、多发、呈多边形。患者因其它原因做X线检查时偶然发现，或者因尿路疾患（排尿困难、血尿等）做进一步检查时发现（见图6.20）。

寻找：

- 位于中线处钙化灶。仰卧位膀胱充盈大量尿液时，结石因重力作用向后移位，即膀胱后部。
- 移动性。如果拍摄右侧卧位和左侧卧位片，膀胱在充盈状态下腔内结石会移动至膀胱右侧壁或左侧壁，即可诊断结石（为了避免辐射，首选超声检查）。
- 记住慢性膀胱炎可以导致膀胱缩小，患者膀胱无法充盈，应除外这种情况。
- 膀胱结石可以发生于膀胱憩室内，或膀胱肿瘤引起移位，此时中线处结石形态特殊，或侧卧位片结石不发生移动。为了明确诊断需要其它影像检查方法（IVU、超声、CT等）。
- 偶尔会将盆腔肾合并结石误诊为“膀胱结石”。

此外

反复提醒患者在盆腔X线检查前排尿是有根据的，因排尿后检查有许多优点。既减少射线的吸收，又有助于诊断，如果放射科医生发现盆腔内肿块，可能是真实的。当然，正确读片与放射技师所提供的信息有关（见申请单背面），例如，摄片前患者不愿意或不能排尿。

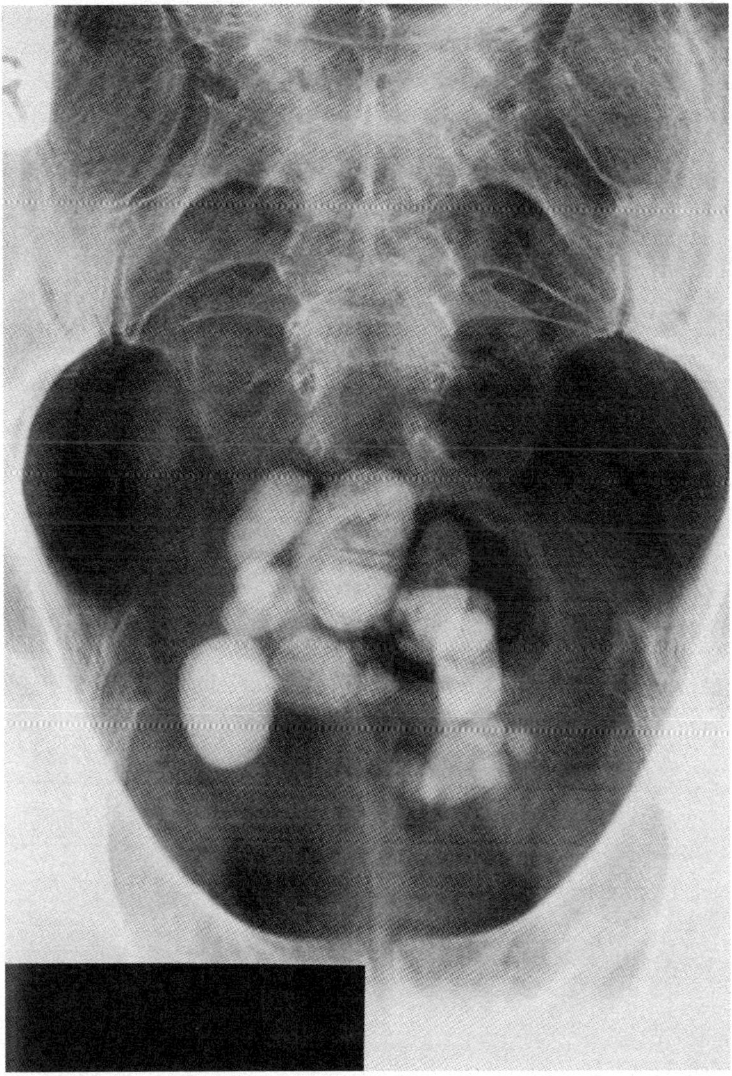

图 6.20　膀胱结石。患者有血尿和排尿困难。

输尿管、膀胱钙化

输尿管和膀胱内结石需要与输尿管和或膀胱壁钙化鉴别（见图 6.21）。在英国因放射性膀胱炎或肿瘤所致的输尿管或膀胱钙化极其少见，但在某些血吸虫病流行的国家，是非常重要和相当常见的X线表现。膀胱钙化需要与纤维瘤钙化（172页）和前列腺钙化（160 页）鉴别。

原因

- 肿瘤
- 放疗后
- 结核
- 膀胱炎（膀胱壁变硬）
- 血凝块
- 异物刺激

“牛肉派征”：当双侧输尿管下段对称性钙化（如血吸虫病），表现为长角牛犄角，即有名的 Desperate Dan 剧中牛肉派伸出的犄角。

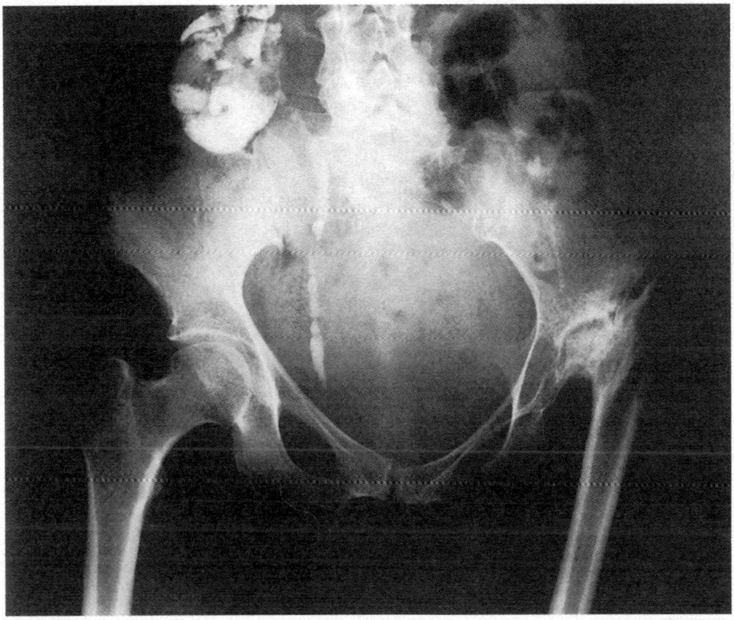

图6.21 右侧输尿管钙化。为右肾自截的患者，钙化向下发展累及输尿管。注意左侧陈旧性腰大肌脓肿向下延伸到左侧髋关节，脊柱结核累及左侧髋关节，部分骨质破坏。并在左侧腹股沟处形成“冷”脓肿。右侧结核病已静止，钙化的输尿管一直到膀胱附近，膀胱未发生钙化。

前列腺钙化（“结石”）

- 50岁以上男性患者，腹部和盆腔X光片在耻骨联合后上方开始出现点状高密度影，为前列腺钙化（图6.22）。有时合并感染。前列腺钙化可以是规则的或杂乱的，可以是部分腺体钙化或全部腺体钙化，因此无法以此来判断前列腺大小。
- 前列腺钙化不属于癌前期病变，但也不能除外前列腺癌。主要与尿道结石鉴别，后者常位于中线，密度均匀，光滑，单发。别将阴茎软组织影误认为膀胱结石、前列腺或尿道结石（见199页）。

提示：别将直肠内栓剂误认为前列腺钙化！

重点：如果患者前列腺特异性抗原（PSA）升高，应该经直肠超声检查前列腺，通常包括多普勒血管评价和多方位前列腺活检。

同样，一旦发现骨骼内出现多发高密度灶，如胸、腹、脊柱、盆腔或髋关节等部位，首先应该考虑到前列腺疾病，必要时进行同位素骨扫描，或前列腺和盆腔MRI检查（见第8页检查骨骼）。

要点：注意有一种良性疾病即“骨斑点症”有时酷似前列腺癌或其它部位恶性肿瘤成骨性转移。但这是致密性骨结构，称为“骨岛”，生长缓慢。

多见于急诊四肢X光片（如手）。

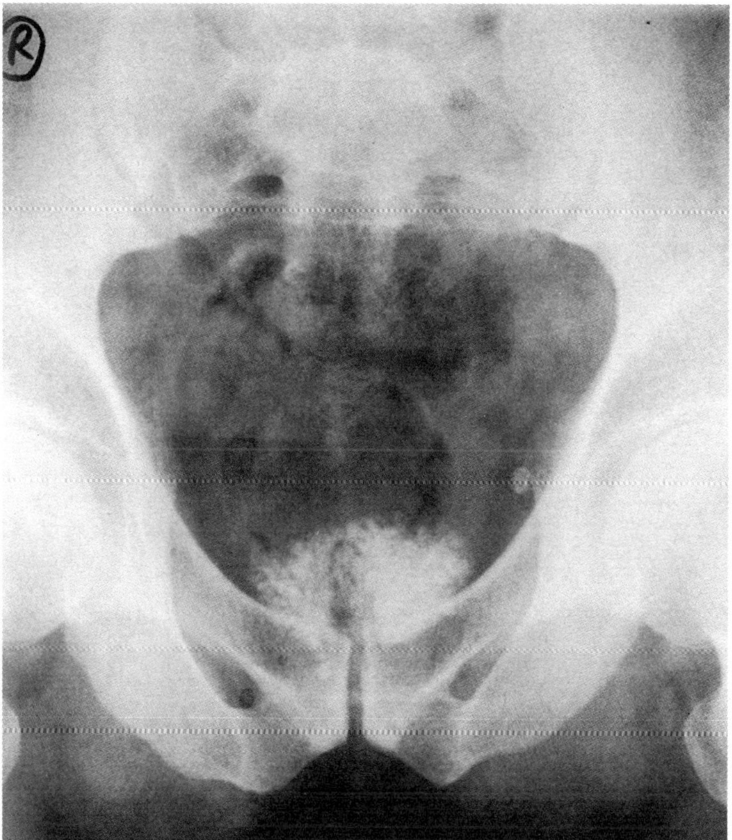

图6.22 前列腺花瓣样钙化。注意左侧坐骨棘附近静脉石。未用任何对比剂。

胆结石

由于大约仅10%的胆结石可以在X光片中显影，因此，X线检查作用有限。如果临床怀疑胆结石，最好首选超声检查，因X线检查未发现胆结石也不能除外本病。然而，无意中发现右上腹致密影，持续存在，超声检查有疑问，平片有辅助价值。

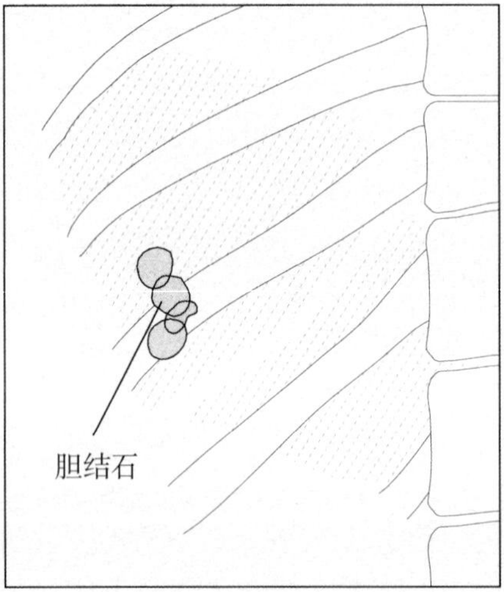

胆结石可以是多发高密度影，容易显示，但通常仅在右上腹见一个或两个圆形环状钙化影（图6.23)，甚至“回顾观察”时才发现，即由于阅片者只注意其它征象而忽略了这一征象导致漏诊。这就是所谓的“眼光狭窄”，在观察X光片时需要不断提高这种能力，培养“鸟瞰”力，即对所观察的一切保持高度警觉。

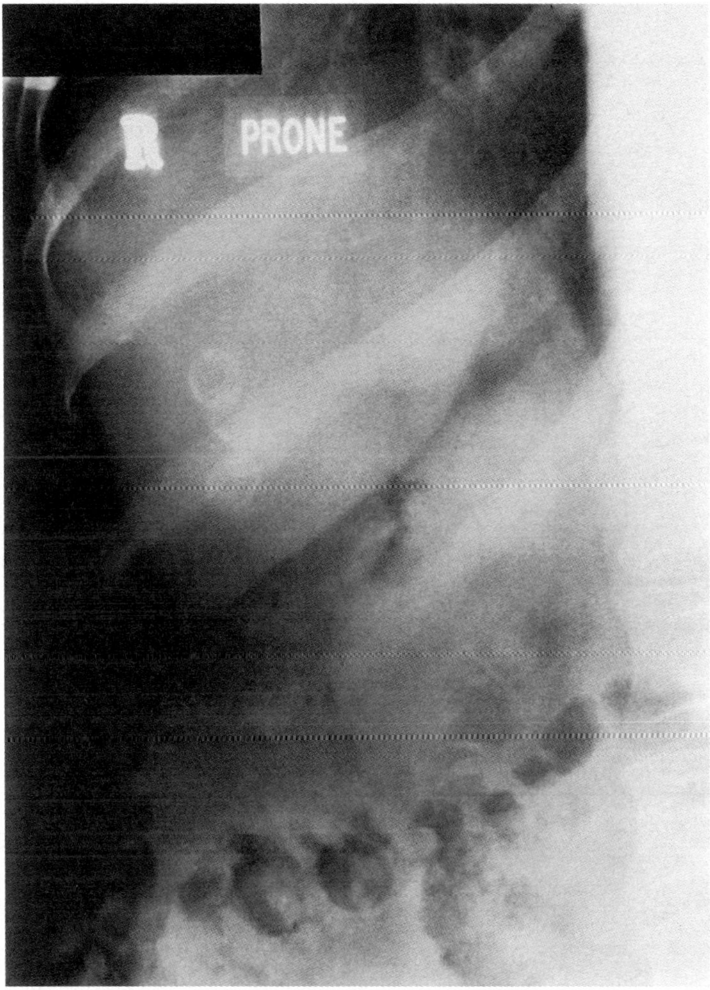

图 6.23 中年女性患者，右上腹多发环形高密度影。为胆囊结石，极易漏诊！

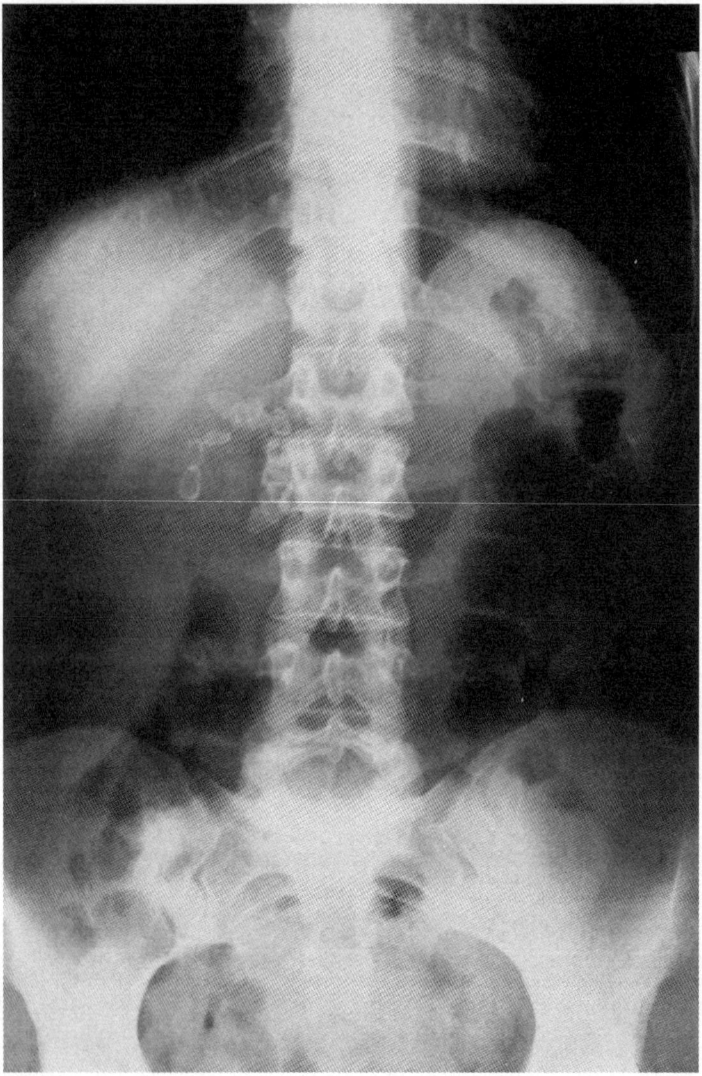

图 6.24　一例胆结石患者，胆囊管和胆管内结石。注意 Riedel 叶延伸到右侧髂嵴下方——正常变异（见 14 页），边缘锐利。

寻找（图 6.24）：

- 右上腹或右侧腹部单发或多发高密度影。胆结石可以单发或多发，可大可小。表现多种多样。
- 由于结石彼此相邻，呈分层状或多边形，即同心圆或多角形。
- 腹部双侧肋软骨钙化、肾结石发生在右侧时会被误诊为胆结石，可以同时存在，但胆囊常位于右肾前方。

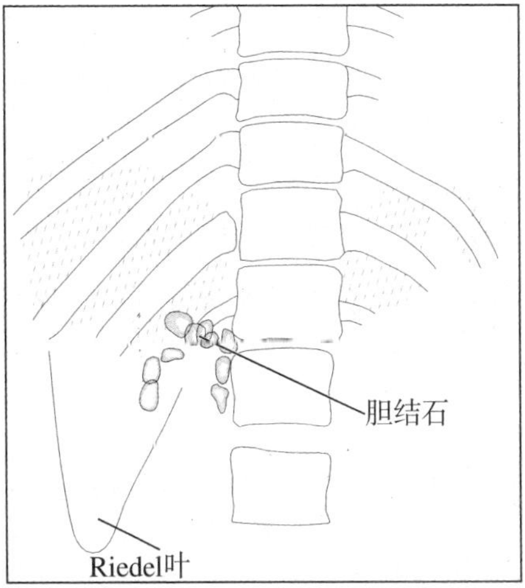

以下提示非常有帮助

- 加摄仰卧右上腹斜位片。通常可以将胆囊内结石区分开来，特别是结石位于脊柱附近，在全腹片中清晰显示，并产生良好对比。
- 不要只注意右上腹，应向下观察。因肝脏增大或胆囊管过长，胆囊位置较低，有时甚至进入盆腔。
- 侧位片有助于鉴别。胆结石多位于前方，而肾结石偏后方，但必须保证 X 光片曝光充足。
- 腹部立位 X 光片会引起小结石下沉，即结石漂浮在胆汁中形成较短的水平线。因疾病或患者进食胆囊发生收缩，不利于这一征象的显示。
- 切记有些结石即使显影，但不明显。绝大多数胆结石（90%）不显影，因含钙量低。

这些检查技术有助于在普通 X 光片上显示胆结石。

关键信息

注意：一旦偶然发现了胆结石（X线检查、超声或CT）或者因患者肝功能异常、腹痛或黄疸等症状检查直接发现胆结石，X 光检查在进一步评价和诊断胆道疾病方面具有重要作用。超声、MRCP 等检查，有助于选择有效的治疗手段，胆道穿刺引流或取石——通常经皮穿刺，当然诊断性内镜检查（逆行胰胆管造影，ERCP）非常受人推崇，下文讲述介入治疗（括约肌切开术等）。

胰腺钙化

寻找（图 6.25）：

- 慢性胰腺炎可见上腰椎右侧多发点状钙化影斜向左上方走行止于脾门处。

切记：

- 胰腺钙化在平片上显影淡不容易发现，超声检查可以显示，尤其是 CT 检查。
- 没有发现胰腺钙化并不能除外慢性胰腺炎。
- 胰腺钙化也可见于囊性纤维化、胰腺肿瘤、急性胰腺炎（“皂化作用”）和胰腺假囊肿。

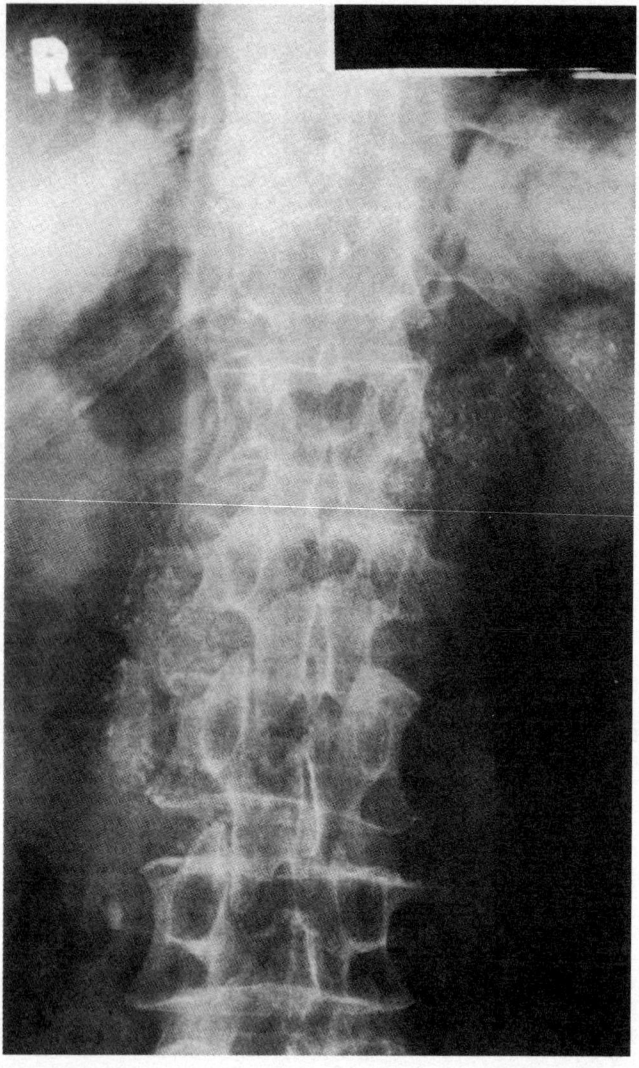

图 6.25 胰腺钙化腰椎片。中年男性患者，有长期嗜酒史，现反复发作腹部和背部疼痛。为胰腺钙化，符合慢性胰腺炎。

淋巴结钙化

见图 1.19。无意中发现弥漫性淋巴结钙化，原因不明。注意不容易发现是否合并肾结石或胆结石。

腹部X线检查一枚或两枚淋巴结钙化很常见，没有重要临床意义，因此常被认为不需要重视的意外征象，但有些病因明确。

切记：

- 组织胞浆菌病
- 丝虫病
- 淋巴瘤（治疗后）——特别是腹膜后
- 转移瘤钙化——甲状腺癌、结肠癌、骨肉瘤（罕见）
- 放疗后

重要提示：必须确定患者是否一年前做过淋巴造影，因淋巴造影可以引起永久性腹膜后淋巴结密度增高，而不是淋巴结钙化，因对比剂残留与淋巴结钙化很相似。然而，对比剂残留12 个月后逐渐消失，目前在英国已经不再做淋巴造影。

淋巴造影主要是主动脉旁和腔静脉旁淋巴结密度增高，即位于脊柱旁和脊柱前方。通常进一步累及肠系膜，但肠系膜淋巴结亦位于脊柱前方。

肾上腺

正常肾上腺在腹部X光平片上不显影，当肾上腺肿瘤明显增大或出现钙化时在 X 光片上显示。

考虑肾上腺疾病的患者应直接做CT、MRI或放射性核素显像。就诊断而言X光平片上肾上腺钙化意义不大，因多数肾上腺钙化的患者并非阿狄森病，反之亦然。然而，认识肾上腺钙化对识别肾上腺以及明确病因有指导意义。

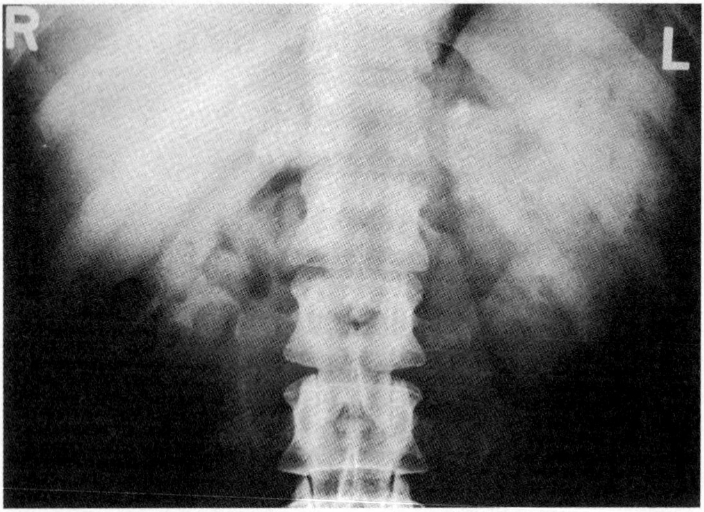

图6.26　静脉尿路造影片。肾收集系统内少量对比剂。无意发现双侧肾上腺钙化。患者无任何症状和体征。

双侧肾上腺钙化（图 6.26）

原因

- 出血（新生儿、产前或产后），如华 - 佛综合征
- 结核
- 组织胞浆菌病
- 淀粉样变
- 肿瘤，如神经节细胞瘤、癌（单侧）
- 嗜铬细胞瘤（单侧）
- 沃尔曼病（家族性黄色瘤病）
- 阿狄森病（罕见）

第 7 章

女性腹部

为了生育，女性骨盆本身较宽。除此之外，女性骨盆疾病可以在腹部X光平片中显示。主要包括肿瘤，有些肿瘤有钙化，有些没有钙化，出现钙化常有助于缩小诊断范围。

注 意：育龄妇女在接受腹部放射检查前应告知其末次月经。女性患者X光片的阅片者也应该清楚。妊娠后接受X线检查的几率非常低，如外伤后或“一次”静脉尿路造影。输卵管套扎或阴道内含气体止血棉条分别表明患者已经绝育或正在月经期。经常问及“你是否怀孕？”X线检查前需要明确患者没有怀孕，目前在腹部或盆腔X线检查前，通常需要育龄妇女（55岁前）在X线检查申请单背面签字，证明没有怀孕。

切记一次腹部X线检查辐射量等于28次胸部X线检查，或者相当于6个半月自然界辐射量。

女性盆腔内肿块的原因

- 膀胱容积大。检查前应先排尿（有些女性膀胱容量可以达到2升）
- 子宫增大（寻找胎儿、核查末次月经），小女孩应考虑阴道积血。这不应该发生！
- 子宫肌瘤（钙化）（见图7.1）
- 卵巢肿块。囊肿、良性肿瘤——肿块可以很大并发生钙化
- 血肿（外伤后）
- 脓肿（术后）——寻找气体影
- 骶前脊膜膨出
- 石化胎（死胎钙化）——罕见

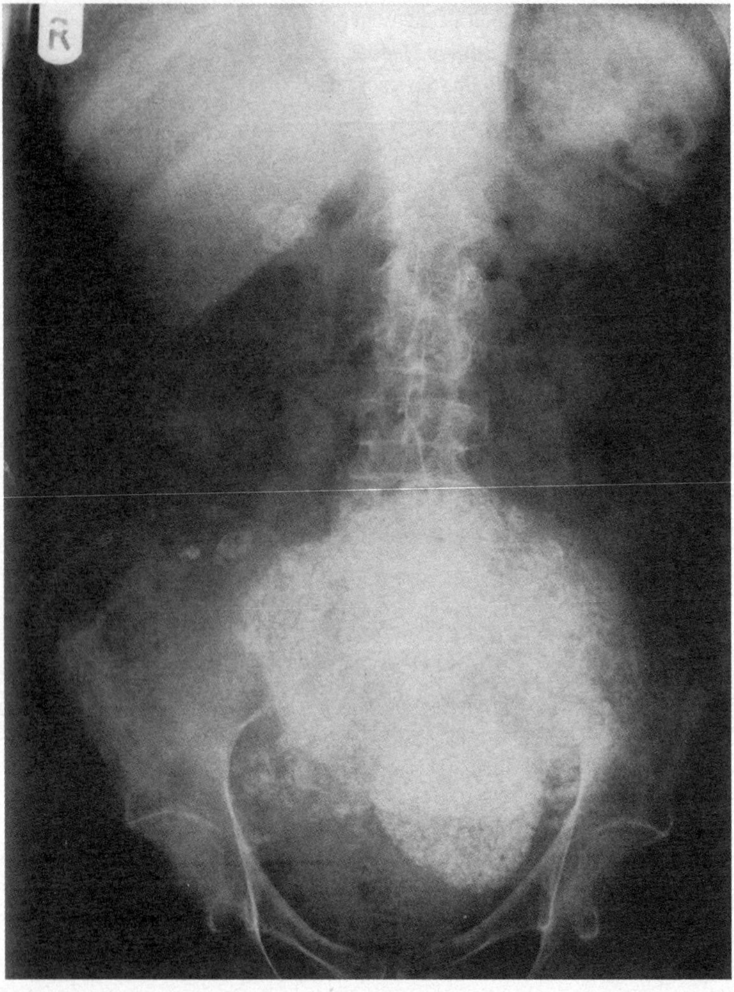

图7.1　女性，58岁，下腹部触及巨大不规则肿块。X光片显示团块状钙化。因多发子宫肌瘤钙化所致。注意偶然发现右上腹胆结石。

女性盆腔内肿块首选超声检查，要求患者憋尿。当临床需要时可以选择经阴道超声检查，患者不需要憋尿。

游离输卵管套扎

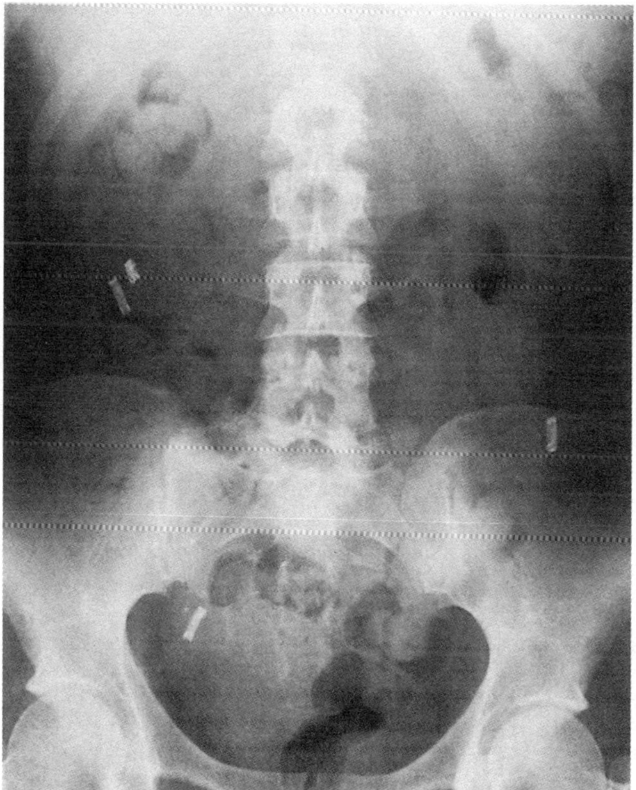

图7.2　育龄妇女绝育术多次失败。如果超声不能确定输卵管套扎是否脱落，考虑到患者有可能怀孕，需要普通 X 线检查。

第 8 章

腹部外伤

X线检查简介

目前认为严重伤或多发伤患者如果病情稳定最佳影像检查方法是多层CT增强扫描，头、颈、胸（纵隔）、腹部和盆腔可以一次快速连续完成扫描。可以发现颅内血肿、主动脉损伤、重要器官挫裂伤（肝、肾和脾），以及发现严重脊柱骨折和骨盆骨折，后者很容易造成血管损伤，形成较大血肿。在腹腔穿刺前做CT扫描，因穿刺也会引起出血。急诊科为了寻找腹腔内出血，超声检查——常用便携式超声仪——几乎已经取代了腹腔穿刺。

当然对于腹部顿挫伤和刀刺伤患者，皇家放射学家学院最新准则（2003年）仍然推荐做仰卧位腹部X光平片（和立位胸片），结合超声检查，必要时做CT检查。骨盆通常在腹部X光片中可以显示，但为了清晰显示骨盆，需要单独摄骨盆片。

在辨认阳性异物时（如子弹），腹平片也是有帮助的，尤其是只有外伤破裂开口和弹道入口明显的患者。

肾外伤

学院准则承认肾外伤程度不同，可以出现镜下血尿，但无休克，也可以严重损伤，损伤轻不需要影像检查，而损伤重可以用超声评价（包括彩色多普勒血流评价）。但因超声检查不能排除肾损伤，多需要选择增强CT扫描，对外伤严重的患者CT可以清晰显示。但只有当患者病情稳定时选择CT检查，如果需要立即送往手术室的患者不推荐CT检查。既往检查方法包括平片、IVU（见图 8.1）和必要时血管造影。

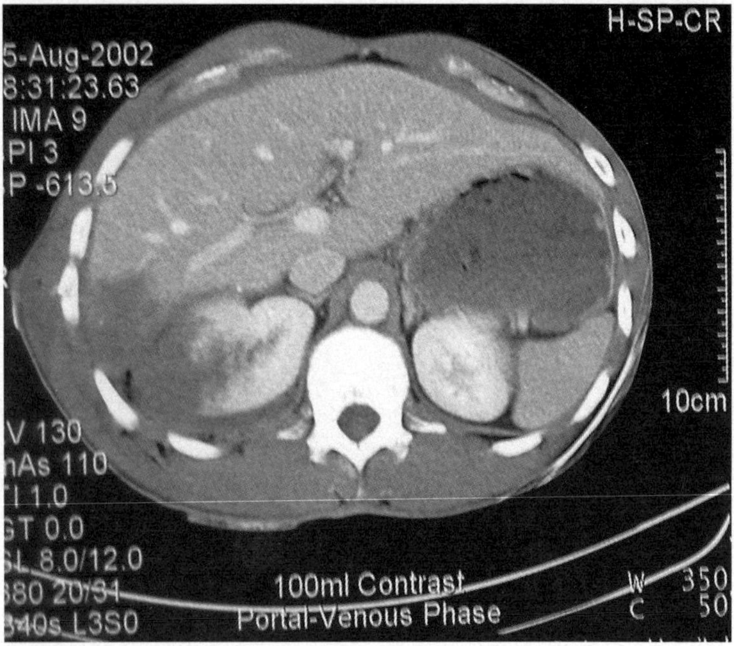

图 8.1 子弹伤。腹部动态 CT 增强扫描显示右肾和肝右叶挫裂伤——目前最新观点认为急诊影像检查首选 CT。

要点：

- 肾灌注期（肾实质期）CT扫描后必须在肾排泌期（肾盂期）重复CT扫描，以便发现对比剂（即从血液中）外溢。
- 无血尿也不能除外严重肾损伤，因有时发生肾门处肾蒂完全撕裂，手术时观察到肾脏游离在腹膜后——血管发生痉挛或者血肿压迫止血。

注意：尽管先进的成像检查方法不断涌现，仍然需要清醒地认识腹部外伤后X线平片表现——可以显示某些细节。当然，世界上某些国家，腹部X线检查是唯一的影像检查方法，而在有些国家甚至都不能做X线检查。

腹部外伤的临床表现和X线平片表现

腹部外伤有许多重要X线表现，认识这些征象很重要。外伤分为穿通伤和顿挫伤，前者如刀伤或枪伤，损伤实质器官或空腔器官，而后者如交通事故伤。手术和介入治疗后期，腹部也可以发生医疗事故，包括支架移位和术后止血纱布或镊子留在腹腔内，因此需要X线检查。

绝对不要单纯考虑腹部外伤，而不理会其他部位的损伤，腹部仅仅是多发伤患者的其中一个部位。相反，如果临床以头颅外伤为主，主要考虑脑外伤，但别忘记考虑腹部和胸部也会损伤，因此，仔细检查胸腹部，必要时做胸腹部成像。

为了决定最佳检查治疗方案，外伤患者必须遵循优先处置原则，每一个创伤中心都有各自的一整套急救方案。

在评价腹部外伤X线检查时寻找：

- 患者姓名。从医学和法医学角度出发，应尽快确定患者身份。昏迷的患者可以称呼为“无名氏”或“X先生”。应尽快将患者姓名印在X光片上，因突然可能会有许多“无名氏”出现，如发生严重交通事故，有可能引起混淆。
- 拍片时间（如3:30pm）。入院后可能会多次拍摄X光片，在随后病情变化中时间非常重要，如果没有过了午夜，所有X光片上日期应该相同。

• 核查左右侧。将X光片拿反，左右侧出差错会误将正常肝脏当成脾损伤，或将胃内正常气体误诊为右侧膈下游离气体。(注意在医疗题材的电视肥皂剧中，甚至在医学类电视节目中发生类似情况太多见了，有时甚至上下颠倒！)

• 充分利用胸部X光片。外伤时几乎都已拍摄胸部X光片。如果没有胸片可以申请拍摄。胸片有利于澄清上腹部X线表现，不管是最近发生的疾病亦或既往发生的疾病，以及帮助麻醉师术前选择麻醉方案。

• 要始终仔细观察骨骼，检查骨折和骨折端移位。发现骨折或脱位可能表明创伤严重并有可能伤及器官，如左下胸部肋骨骨折会伤及脾脏，骨盆骨折会损伤膀胱。

寻找：

• 腹腔游离气体。腹腔游离气体表明空腔器官破裂或肠管穿通伤，必须急诊手术。不要忘记间位结肠和其它类似表现可以酷似气腹，但应查找“双壁征”(见96页)以及膈下气体。记住：重症患者不适合立位摄片，采用左侧或右侧卧位摄片，在侧腹部见游离气体，如果患者甚至无法拍摄侧卧位片，单纯拍摄仰卧位片是诊断所必需的，因此需要熟悉仰卧位片上游离气体的X线表现(见96页气腹一节)。

• 腹膜后气体(见107页第4章)。背部刺伤或腹膜后肠管破裂腹腔内没有气体。腰大肌周围、肾周和膈肌附近发现不规则低密度气体影。有时唯一的线索是少量气体异常出现。

• 正常器官如肝、脾和肾明显增大，尤其是这些器官正常轮廓消失——预示包膜下血肿形成或甚至这些器官破裂。血肿可能巨大，诊断依据是肠管移位，远离正常部位。注意器官病理性增大和肝脏Riedel叶。

- 腰大肌外缘消失。若外伤后出现此征象，表明腹膜后巨大血肿，损伤严重、出血量大。寻找横突骨折，脊柱向患侧弯曲，以及最下方肋骨损伤。
- 注意外伤能引起继发性肠梗阻，并出现明显肠管积气，不利于外伤的评价。
- 空腔器官移位，如胃因脾脏增大向内下方移位，或因膀胱破裂盆腔内小肠向上移位。同时检查膀胱是否憋尿过度，以及膀胱内插管导尿，监视血尿和记录尿量。也可以在盆腔 X 线检查前作快速妊娠试验——避免受到起诉（在美国更多见）。
- 异物，如子弹，多见于美国和其它枪支管制较松的国家。
- 胸腔内肠管，表明膈肌破裂（183 页图 8.4）。

有几点需要牢记

- 最初 X 线检查正常并不能除外严重腹腔内损伤。
- 尽管在有些国家只能做 X 线检查，但外伤后 X 线检查仅是所有影像检查方法中的一种。
- 评价诸如肝脾外伤的患者，为了节约时间首选超声或CT扫描，记住脾脏尤其会发生迟发性破裂。胰腺外伤导致创伤性胰腺炎，通过CT检查常可以明确诊断，彩色多普勒超声可以确诊或除外器官和四肢的血流灌注异常。
- 即使必要的固定装置、麻醉设备会延长检查时间，但多层 CT 机能快速完成头、胸、腹和四肢的扫描。
- 在外伤评估中普通X线检查后排泄性尿路造影（181页图8.2）、尿道造影或动脉造影可能是急重患者必要的检查手段。
- 可能紧迫要做 MRI 以评价脊柱外伤，尤其在下班时间，若有人力、物力和财力的支持，最好直接上高技术检查。

- 不要盲目地摘除有功能的损伤肾：患者可能只有单侧肾脏。在摘除患者唯一肾脏前，必须尽最大努力保留肾脏的功能。记住肾脏有超强的再生能力。任何情况的肾脏损伤都要考虑到这点："已知患者只有这个肾仍然有必要摘除已损伤的肾脏吗？"
- 如果患者出血不止，危及生命，不要在影像检查过程中浪费时间。先复苏，后运送到手术室，听从高年资医生决定是否有必要做 X 线检查。

外伤：肾脏破裂

注意（图 8.2）（IVU 检查）

- 右肾肿胀
- 对比剂从右肾收集系统溢出，表明肾破裂。大量失血
- 脊柱向外伤侧弯曲（间接征象）
- 最重要：对侧肾脏排泄正常

脚注：对比剂外溢见于严重急性或慢性肾脏梗阻，可以形成巨大腹膜后积液，称为"尿瘤"。

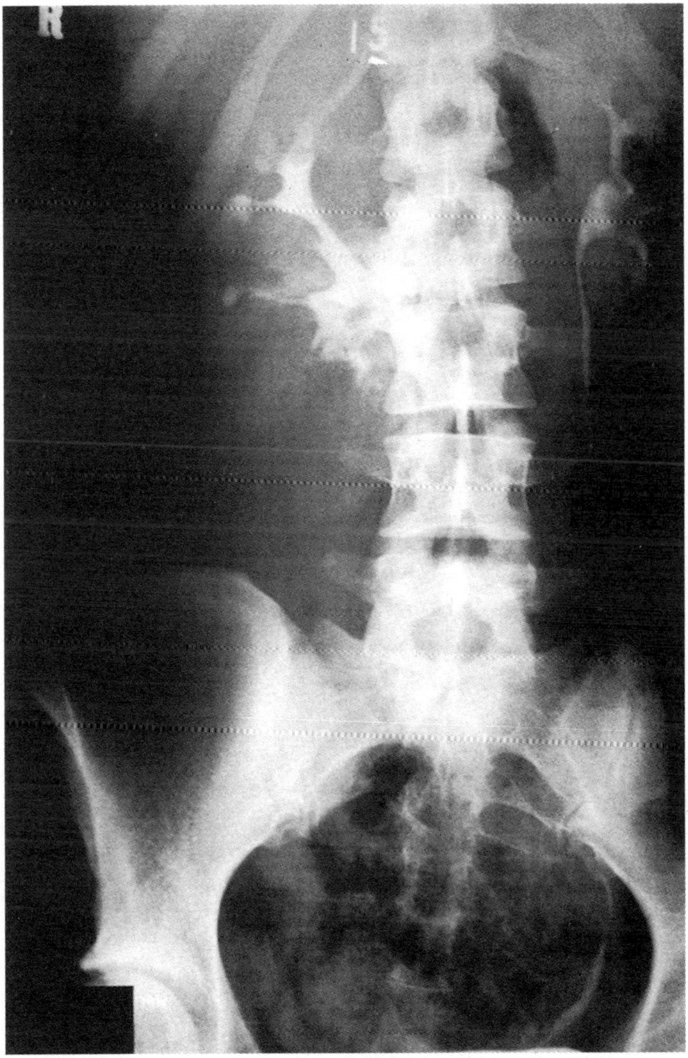

图8.2 这是一张静脉尿路造影片，患者打架时右侧腹部被踢伤。平片显示右肾和腰大肌轮廓消失。注意左肾排泄正常。现在常规用多层CT评价类似损伤。

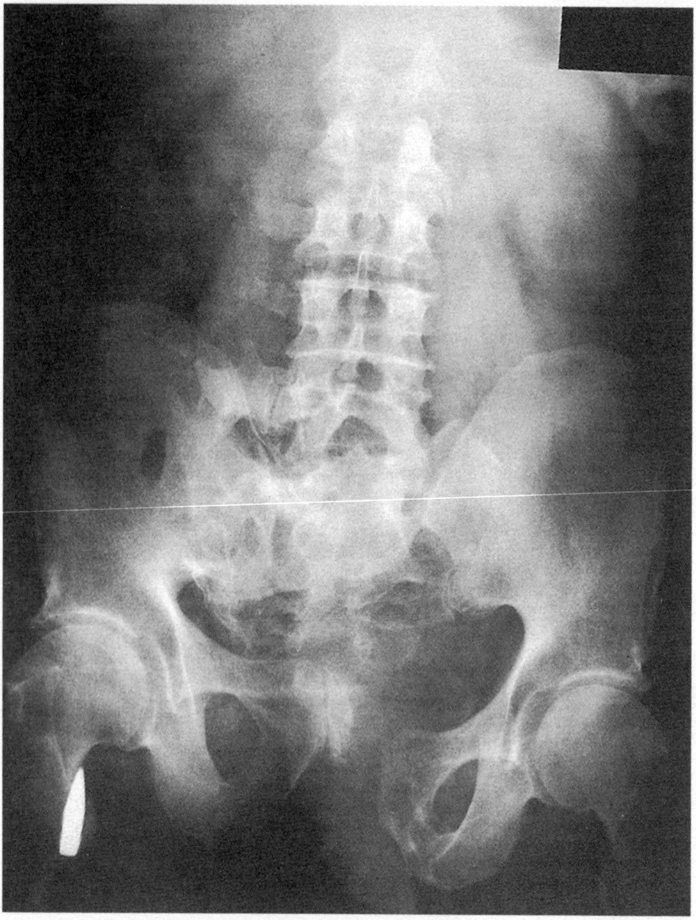

图 8.3 退伍老兵仰卧前后位 X 光片，在参加 1944 年诺曼底登陆战役中退役。子弹导致右侧耻骨和坐骨棘粉碎性骨折，弹头停留在右侧腹股沟股骨旁。腹部 X 光片显示陈旧性外伤导致的骨盆变形。

多发伤：胸腹联合伤

寻找（图 8.4）：

- 下段胸椎和相应肋骨完全分离
- 左侧膈肌破裂远离胸壁
- 上部肋骨骨折和双侧外科性气肿
- 结肠进入胸腔
- 左肺底气胸
- 心脏向右侧移位
- 头部两侧有沙袋固定

小孩因同时发生严重的颅脑损伤而死亡。

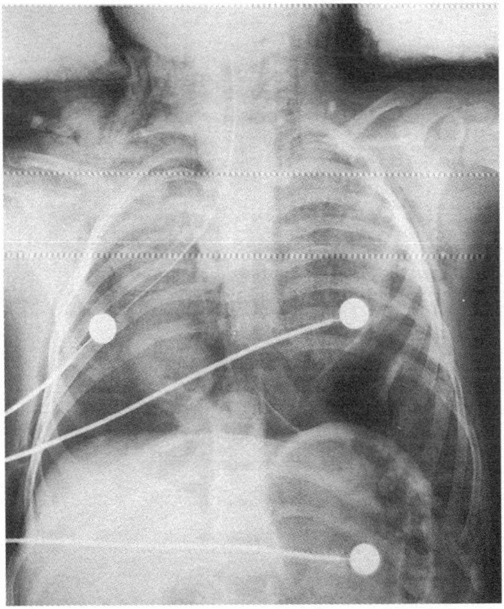

图8.4　示4岁小孩，车撞到树上后被抛出车外。未系安全带。严重多发伤而死亡。

第 9 章

医源性植入物

与 X 线检查有关的

目前放射科介入治疗日益普及，为了治疗重要系统疾病经常将医用物品植入腹腔内（图9.1、图9.2）。能够识别这些物品将有助于推断患者的疾病以及所采取的治疗。通过普通 X 线检查观察这些植入物的位置，是否保持原位而没有滑动，是否疗效下降。

所能发现的典型植入物包括：

- 主动脉、髂动脉狭窄放置的动脉支架——动脉壁显示网格状阴影
- 胆道、泌尿道、胃肠道狭窄植入的支架——食管、直肠、乙状结肠
- 临时性肾造瘘引流减轻肾积水，常选择猪尾巴导管有利于放置，或者输尿管内植入支架
- 脓肿引流管
- 下腔静脉滤器（防止下肢静脉血栓脱落引起肺栓塞），多在内科治疗无效或有禁忌证时选择
- 封堵金属圈、球囊——肿瘤切除前血管阻塞或替代手术治疗，目的是为了切断病理性血液循环

对比剂滞留

多见于阑尾或结肠憩室（钡剂）和椎管内（碘苯酯）——脊髓造影后形成圆形高密度影。甚至可以上升进入颅内。尽管罕见，有时也能见到，但多数年轻医生对此知之甚少。

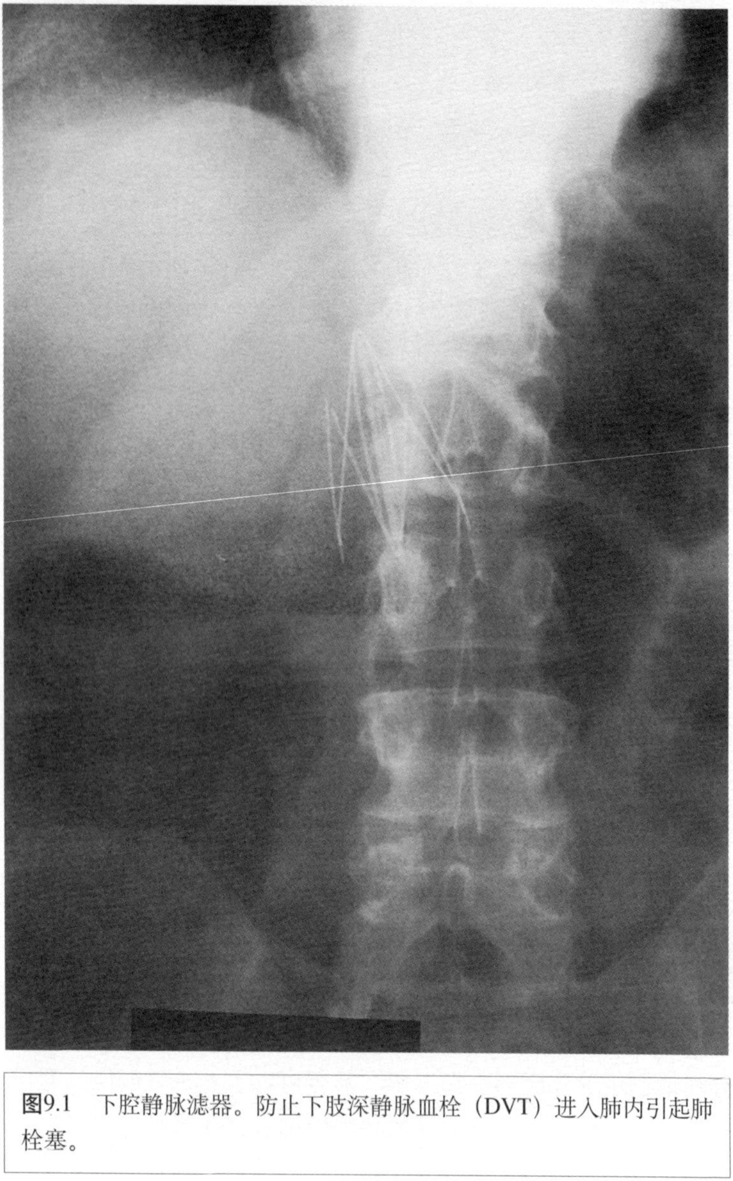

图9.1　下腔静脉滤器。防止下肢深静脉血栓（DVT）进入肺内引起肺栓塞。

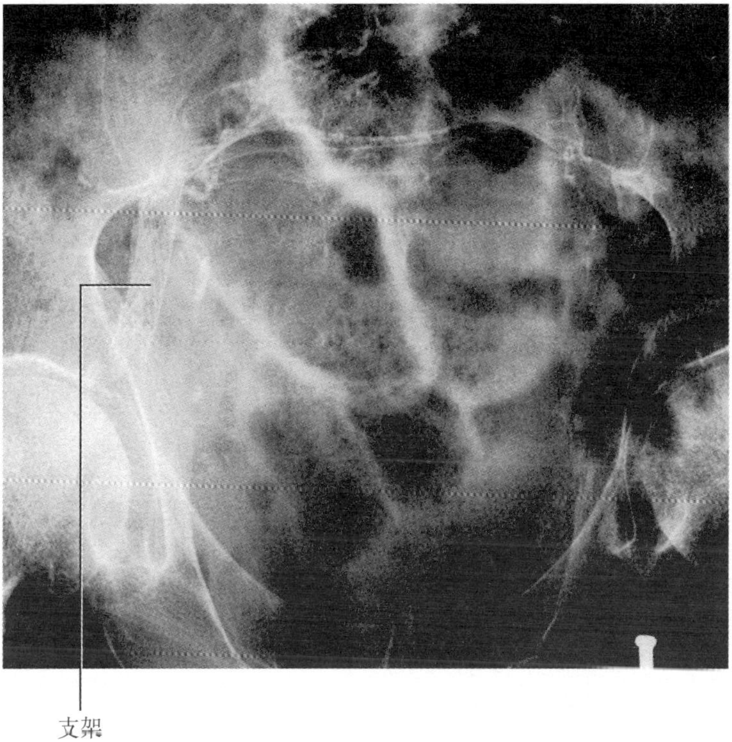

图 9.2 右侧髂外动脉内支架。

内科、外科辅助治疗物品

既往或目前治疗或者既往手术相关的其它植入物也可以在腹部X线检查时发现（图9.3～图9.6）。

寻找：

- 手术缝合线、钉子或小夹子常较细小不易发现，除非由高密度材料制成，如金属
- 胃内鼻胃管（通常管头不透光）。在鼻、咽或食管内卷曲，食管内反折，或胃内打结！甚至可能被插入左侧或右侧主支气管内！若引流管没有进入胃内，应多角度观察头颈部。有时鼻胃管会进入颅腔
- 臀部见小致密影（曾注射过铋剂或青霉素粉剂）
- 心电图导联——上腹部、下胸部
- TENS镇痛仪导线，见于脊柱周围
- 皮贴（尼古丁、激素等）
- 脑室腹膜腔分流管（脑积水）——不要误诊为鼻胃管！分流管多位于肺野内侧，胃腔外。远端常位于盆腔。有时也能见到脑室心房分流管。
- 注射器控制管（吗啡等）
- 心脏起搏器
- 钽网（修补术——腹股沟、脐）
- 子宫托——子宫脱垂
- 输卵管套扎，酷似盆腔静脉石或输尿管结石
- 放射性粒子，如盆腔内（前列腺）
- 人工髋关节置换术治疗股骨颈骨折
- 人工心脏瓣膜——有时在上腹部显示
- 脐导管（儿童）
- 膀胱导管
- 宫内节育器（盆腔）（IUCD）
- 刚刚吞入的药丸（胃内）
- 可溶性栓剂（直肠）
- 直肠内异物——患者自己放入！
- 脊椎融合器
- 脐饰（珠宝）

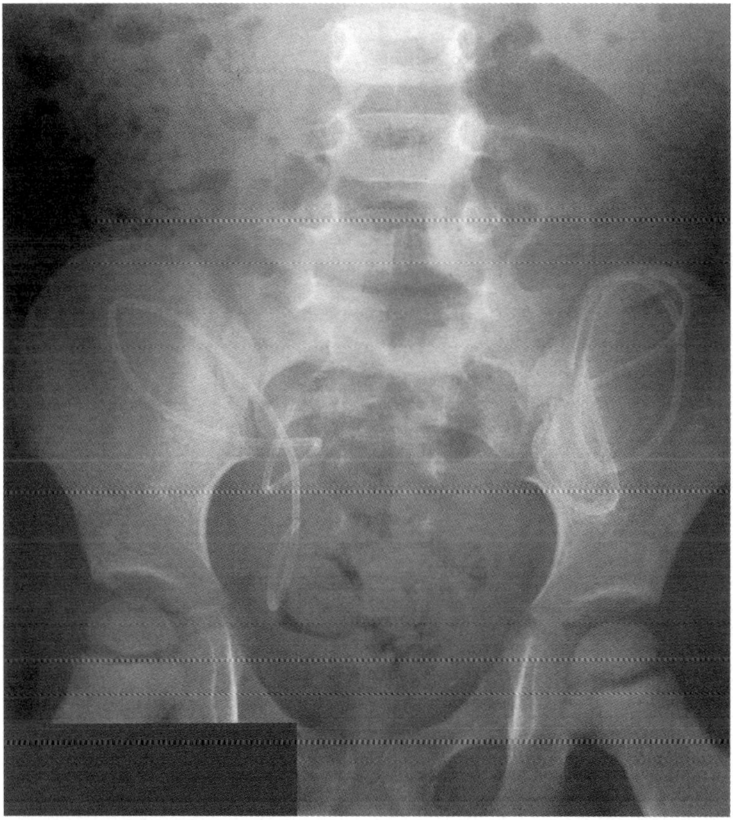

图 9.3 幼儿输尿管内支架。

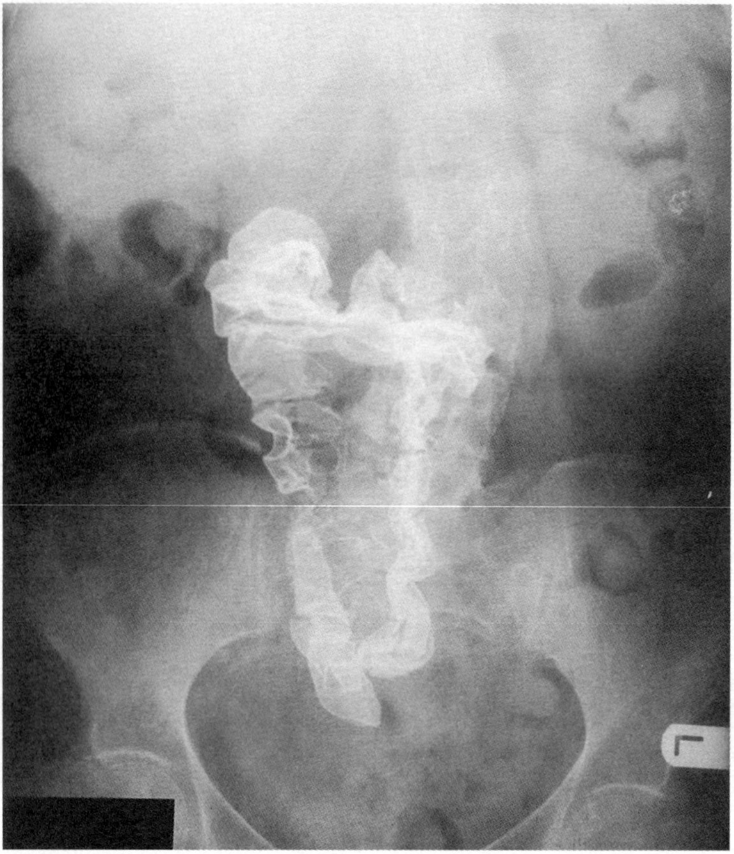

图 9.4 多次手术！钽纱用于治疗腹疝，有时也见于腹股沟疝修补术。钽纱会随时间逐渐分解。别将其误诊为术后遗留的纱布条！

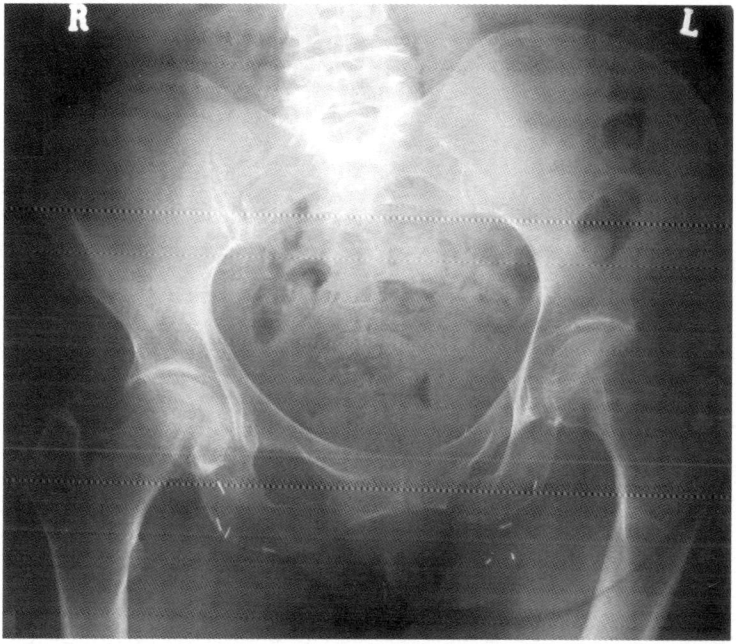

图9.5 前后位盆腔X光片显示双侧腹股沟金属小夹，表明曾做过血管（动脉）手术。

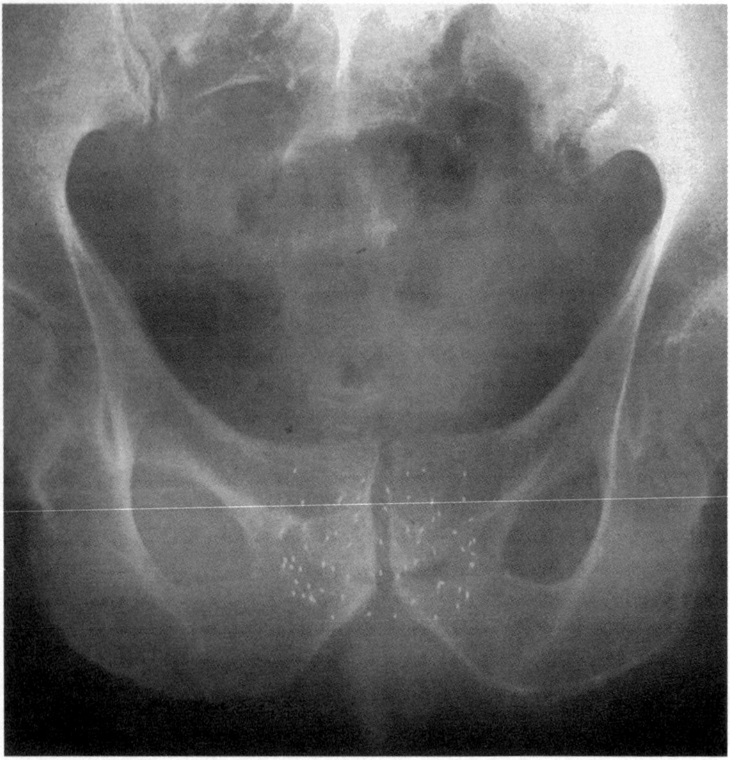

图9.6 前列腺内植入放射性粒子（吸附^{125}I的小银棒，半衰期为60天）治疗前列腺癌（近距离治疗）。别像一位苏格兰医学生将其误诊为直肠内小寄生虫。

第 10 章

异物、伪影、误导图像

异物的种类繁多，患者腹部均可以见到（图10.1～图10.4），尤其是儿童。吞入的异物有硬币、珠子、滚珠、玩具、安全别针、易拉环、汞电池等。有些异物显影不佳，如铝制易拉环，有些完全不显影，诸如小橡皮球。

重要的是对儿童进行全身体格检查，不要仅局限于胃腔，耳、鼻、口、咽等部位也应仔细检查，吞入的异物可以进入任何孔道内，尤其是儿童，应该仔细寻找。

从鼻咽部到直肠拍片与异物吞咽的时间有关，异物位置会随时间发生变化。异物可能暂时停留在食管下端，如果仅拍摄腹部 X 光片可能被遗漏。

患儿感觉食管下端不适，但异物已进入胃内，此时拍胸片不可能显示异物，胸片完全可以除外异物，但异物在两次拍片的时间间隔内已向下移动。尽管最小照射剂量的观点要牢记，但为了证实异物已经向下移动可能要做 X 线检查。

患者口袋内物品会被当成体内异物。放射科技师常常会提醒患者注意，并习惯于发现这些物品。

成人特别是智障患者会吞入各种各样稀奇古怪的物品，当然也会将各种物品塞入直肠。

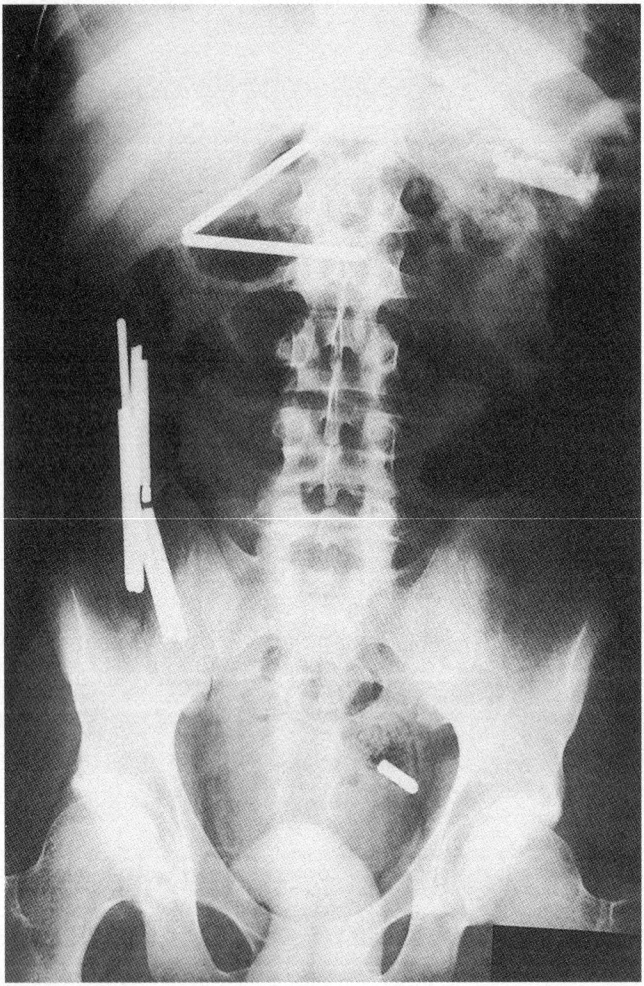

图10.1 精神病患者喜欢吞食水银和体温计。注意左上腹见刮胡刀刀片——患者常用透明胶带包裹这些刀片，X 线无法显影。因体温计消失，给病房中护士带来不少麻烦。患者咬碎体温计，将水银吸入肺内，胸部 X 光片显示多发小汞球。

罪犯和毒品走私分子会将海洛因或其他毒品装成小袋后吞入，或者将毒品塞入儿童玩具内或塞入未涉嫌游人行李中。

有时在腹部见多发小斑点状高密度影。这些见于异食癖者(泥土、石块等)，或者是蛋壳、碎牙、铅涂料——后者有临床意义，容易引起铅中毒。因片盒内灰尘颗粒导致X光片上异常阴影，容易产生误诊。

除了有些可笑外，重点考虑的是吞入的异物是否能自行排出（如小滚珠）或无法自行排出（如安全别针）？是等待、观察（X线随访是否有必要）或者是用内镜或手术取出，必须作出选择。对有些患者做心理咨询也可能是明智的选择。

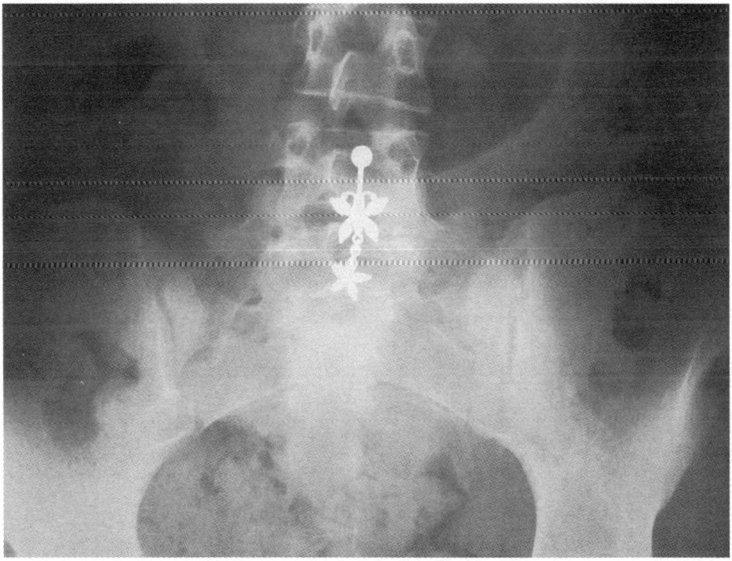

图10.2 时代特征——脐饰，腹平片经常见到，尤其是年轻妇女和女孩。

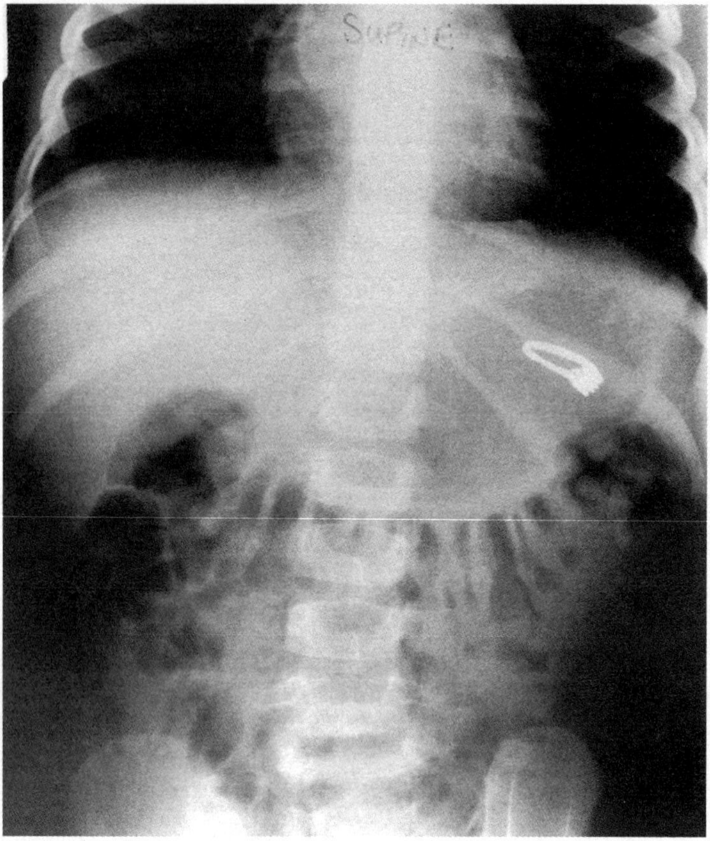

图10.3 小孩吞入订婚戒指。因父母知道戒指放在哪，保险公司不予理赔，戒指的确不会丢失。应该能顺利通过。真正的钻石不会显影，因钻石主要成分是碳！

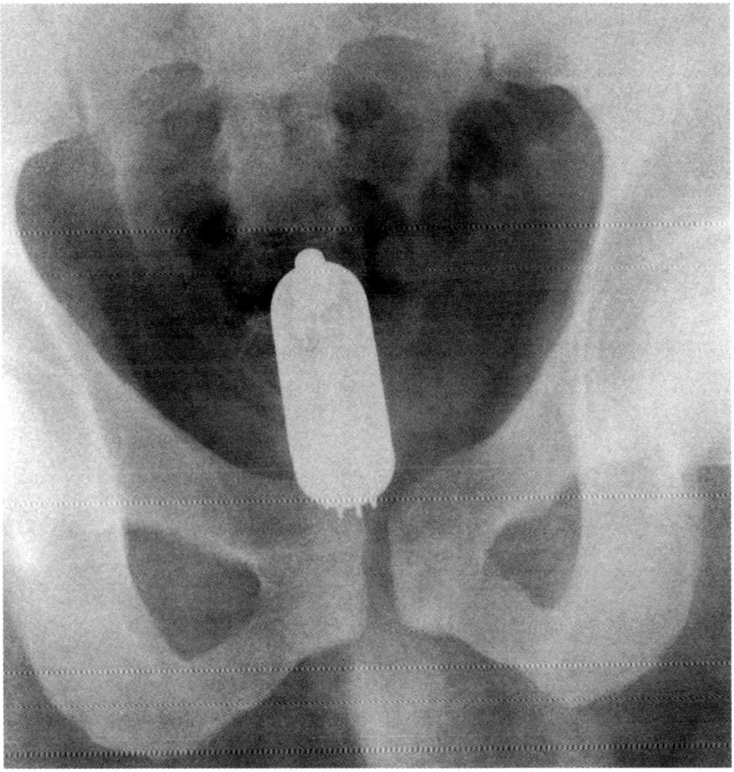

图 10.4 成年男性，直肠疼痛、便血。为老式无线电真空管，患者自称坐在上面而进入，类似情况经常发生。远端嵌顿在肛管黏膜上。

主要问题是：

- 如何将异物完整取出又不损伤黏膜
- 降低你的风险，不会感染艾滋病、肝炎、败血症等
- 将患者风险降低到最小
- 遇到这些患者要控制好你本人和同事的情绪，学会严肃对待这类事情，同情患者所遭遇的困窘和不幸

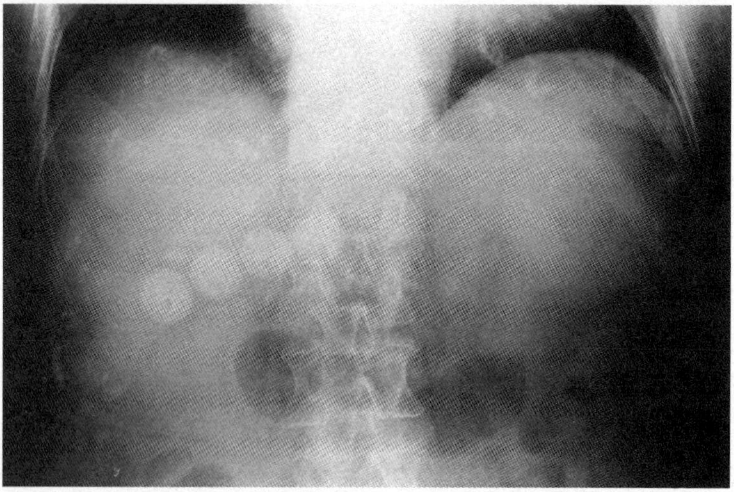

图10.5　老年患者，右上腹疼痛，可疑胆囊炎、胆结石。注意右上腹有四个圆形高密度影。

注意（图 10.5）：

- 阴影大小、形态和密度相同
- 胆结石决不会如此。伪影？

最后证实为患者口袋内糖果！将口袋内糖果取出后重新拍片致密影消失。注意肋软骨点状钙化。

注 意：患者也可能是胆囊炎，并阴性胆结石，需要进一步检查。

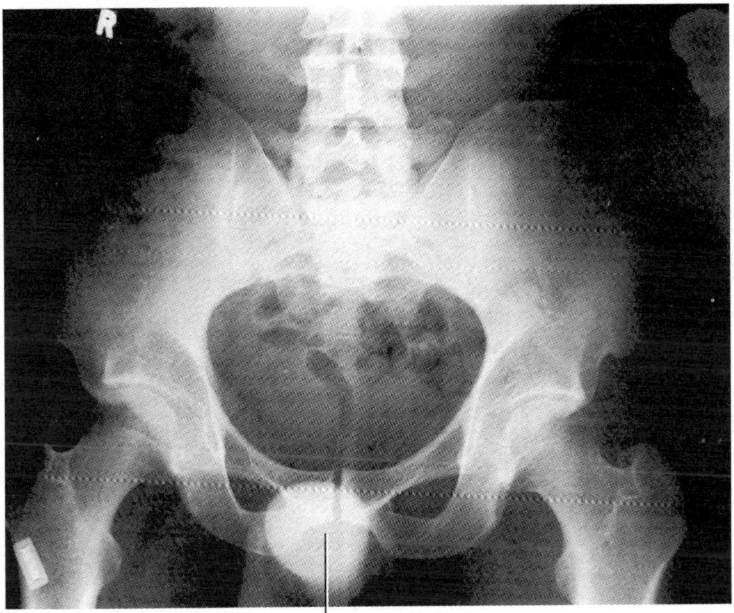

图10.6 年轻男性患者，阴茎软组织影类似结石。认识这一征象，避免在病房中询问其为何物。另见图 1.2 所示。

第 11 章

急腹症

原因

与腹平片急腹症征象密切相关的重要病因包括：

- 内脏穿孔（尤其是十二指肠溃疡，不过胃肠道任何一部分都可以发生破裂），继发腹膜炎
- 主动脉瘤破裂和主动脉支架植入后内瘘
- 肾绞痛
- 胆绞痛
- 急性胆囊炎
- 急性胰腺炎
- 急性阑尾炎
- 肠梗阻
- 急性憩室炎
- 肠扭转
- 疝
- 脓肿
- 血管闭塞
- 肠套叠
- 毒性结肠扩张
- 主动脉夹层（起源于胸部）

然而，不要忘记将患者当成一个整体，拍摄立位胸部X光片，并切记：

- 心肌梗死
- 肺底部肺炎
- 主动脉夹层
- 肺栓塞

均可以表现为急腹症。

也要记住就诊时X线表现正常或者异常征象出现后病情明显加重，因此大约1小时后必须复查X线，或者立即做超声、CT、IVU、血管造影，不管诊断是否恰当，但不要耽误时间。

适当时候口服水溶性对比剂或灌肠检查以便证实或排除破裂口或肠梗阻，但应该与放射科医生讨论后再作决定。

另外急性下腹痛原因中有许多与妇科疾病有关，如痛经、输卵管炎、卵巢囊肿蒂扭转、异位妊娠破裂等，别忘了了解末次月经。

除以上常见类似急腹症的疾病外，其他少见急性腹痛病因，如血卟啉病、阿狄森病、糖尿病和铅中毒等。

第 12 章

提示

- 绝对不能忘记首先核查姓名和日期，以及其他所有相关信息。很容易从片袋中取出一张既往 X 光片，而且没有发现。也容易从别人片袋中取出一张 X 光片。
- 核对性别。
- 核实左右侧。
- 保证 X 光片包括从膈肌至腹股沟管的所有结构，或者多次拍片覆盖全腹部。
- 确实清楚摄片体位，即立位、仰卧位、侧卧位或斜位，并确保理解了每一体位的意图，以及所要显示的征象，比如仰卧位 X 光片不能显示液平面。
- 明白所观察到的一切——别低估注视一眼的作用！
- 急腹诊通常需拍摄胸部 X 光片，尤其是立位片。切记严重胸部疾病与重症腹部疾病有相似之处，反之亦然，腹部疾病会合并胸部异常改变，如胰腺炎合并胸水。
- 检查肺底部，在腹部 X 光片上寻找乳房。
- 发现粪便即找到了结肠。
- 尽可能与前片比较。
- 确信用正确的方法持片！——注意数字反向。
- 在最佳光线下阅片，即使用观片灯；在病房窗户前观片，因持片不稳会漏诊 20% 的片中信息，或者最好选择数字片。
- 某些部位图像太黑在观片灯上显示不清时，使用强光灯观察。墨菲法则告诉我们：太黑部位会掩盖重要异常，如肋骨骨折。必要时图像放大或调整亮度。
- 必须能解释片中所见，包括解剖、病理或伪影。

- 不能忽视产生疑问的影像：弄清是什么或者与其他医生会诊，对你会有帮助——对重症患者应尽快弄清楚。
- 不要过分自信，应尽早会诊。
- “没有不能排除一切”是一句非常好的工作格言。危及生命的疾病也可以没有或仅有轻微的 X 线征象。
- “规则让愚人服从，但指导智者行事”，即不要盲从于任何检查方案，因为一旦听从于这些方案，会以一种特殊方式行事。以患者为中心适时调整诊断思路，并始终将患者当成一个整体来看待。
- 有疑问，正确处理。例如，凌晨2点给放射科医生打电话。
- “未经证实任何妇女都有可能怀孕”。X线检查前，清楚患者末次月经，并让患者签字否认怀孕。
- 开放思维。切记鉴别诊断。
- 不要被别人的疑惑和诊断所禁锢。他们通常可能是错误的。
- 学会从患者 X 光片表现中推测其年龄（即通过血管钙化、脊柱退变、皮质变薄、骨骺线闭合的时间等），并 反复核实生日和摄片时间。
- 以怀疑的目光审查所有资料。左、右侧标记可能不正确，X 光片上患者名字错误。“检查常识性错误”。患者否认手术史，但片中显示金属吻合线。你所观察的 X 光片或许不是该患者的？或者患者有精神病？
- 学会边观察、边思考、边分析 X 光片上的表现。可能需要花费数年时间，但从现在开始。
- 尽可能减少患者受射线量，减少不必要的摄片。
- 观察液平面离不开液体和气体，需要拍摄立位片或侧卧位片，射线水平进入。仰卧位片射线垂直射入。
- 不要误将钽纱当成手术后遗留物品，以免带来麻烦。
- 注意肠气。肠气会掩盖异常征象，与溶骨性疾病相似。
- 不要忘记临床诊断可能是错误的。每次观察 X 光片时不要先入为主。切记鉴别诊断，接受的信息可能与 X 光片第一印象不相符。
- “患者没有读过教科书”——患者不可能出现某一疾病的所有症状和体征。

- 练习观察不同载体中的X光片，如书、刊、程序、互联网等，并口述给自己或医学生或同事，直到成为一种习惯。
- 不要被动接受X光片。只要临床不满意，投照技术不能接受，则需要重新拍摄。
- 了解X线的局限：严重疾病可能X线表现正常，你没有发现的征象别人可能发现。可以肯定的是我们不知道漏诊了什么——除非事后分析！只要临床多提供一点点信息或者从另一角度观察，同一张X光片在不同时期可能表现完全不同。
- 切记X线检查不能给所有患者提供答案。
- 学会识别脊柱前方主动脉钙化。是正常还是动脉瘤。使之成为一种习惯。
- 对于40岁以上的患者，应检查动脉瘤、动脉瘤、动脉瘤——急诊“AAA”，即“腹主动脉瘤”，这会拯救患者生命。
- 选择最喜欢的某一腹部器官，当成重点观察对象。
- 用批评的眼光观察诸如鼻胃管等医源性植入物。不要错误地认为因植入物由“专家”放置，位置一定正确。通常并非如此，或位置发生移动。与前片比较。
- 正常情况下也会出现小液平面。
- 读片前了解患者既往手术史，确实在申请单上有记录，以便放射科医生参考。
- 不要将胃误诊为肿块。
- 如果时间允许，应该定期复查X光片，显示疾病发展过程中的X线变化。对于危重病人不要因腹部X线检查而耽误时间。如果需要，直接做腹部CT扫描，或者直接进手术室立即手术治疗（如主动脉瘤破裂）。
- 不要坐在那儿等待某些征象会从X光片中跃入你的眼帘，并随便就认为X光片属于“正常”。
- 学习X线异常征象，并能识别它们。
- 彻底清楚这张X光片后再观察下一张。
- 正常诊断是得出的重要结论，也是患者最愿意听到的。
- 遇到较难诊断的X光片应尽早与放射科医生会诊。
- 对无意中发现的征象应高度警惕，尤其是不属于你感兴趣之处。这些征象对患者而言重要性非同一般。切记主动脉瘤多在无意中发现，目光狭窄会危及患者生命。

- 注意类固醇类药物。这类药增加了胃肠道穿孔的可能性，也容易掩盖征象。
- X线检查申请单应书写清晰、明了，提供临床信息应尽可能准确、完整、相关。这些有助于放射科医生对你申请拍摄的X光片阅片后得出正确诊断。盖上你的章，提供手机号和病房号，以便遇到紧急情况放射科医生与你保持联系。因X线检查申请单上医生姓名不清，曾导致患者死亡。不恰当或字迹模糊的申请单是危险的、会产生误解、令人生气、不负责任。
- 熟记样板以便你能口述X线表现。比如："这是玛格丽特·斯密斯的腹部X光片，摄于2007年1月20日，患者年龄75岁。异常征象是小肠扩张，涉及的鉴别诊断是肠梗阻和麻痹性肠梗阻，最可能的诊断是肠梗阻。"将所见征象添在下划线上。然后等待审查。

最后：

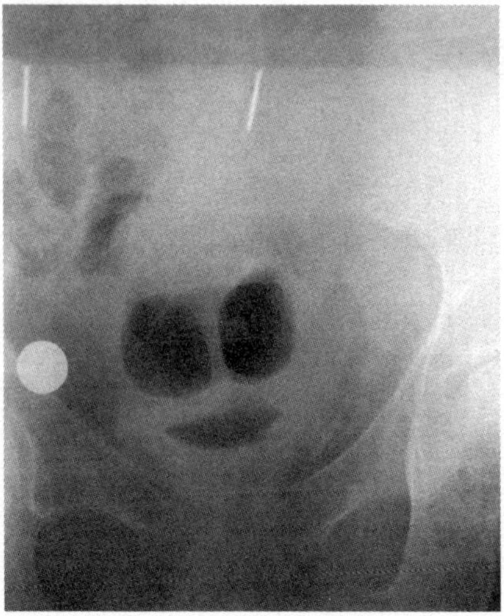

保持镇静！

相关专业词汇英汉对照

A

Abdominal pain　腹痛
　left-sided　左侧
　right-sided　右侧
Abscesses　脓肿
　anterior abdominal wall　前腹壁
　appendix　阑尾
　cold　冷
　diverticular　憩室
　drainage tubes　引流管
　gas　气体
　infection　感染
　liver　肝脏
　pelvic　盆腔
　pericolic　结肠周围
　psoas　腰大肌
　solid organs　实质器官
　subphrenic　膈下
　uterus　子宫
Acute abdomen　急腹症
Acute cortical necrosis　急性肾皮质坏死
Acute tubular necrosis　急性肾小管坏死
Addison's disease　阿狄森病
Adhesions　粘连
Adrenal gland　肾上腺
　calcification　钙化
　carcinoma　癌
　enlarged　增大
　masses　肿块
Alcoholism　酒精中毒
Amyloid　淀粉样
Anaesthesia　麻醉
Anal fissure　肛裂
Aneurysms　动脉瘤

iliac artery 髂动脉
loss of parallelism 平行线消失
renal artery 肾动脉
splenic artery 脾动脉
Angiography 血管造影
Aorta 主动脉
calcified 钙化
displaced 异位
dissecting 夹层
ectatic 膨胀
leaking 破裂
parallel-walled 管壁平行
stents 支架
Aortic aneurysms 主动脉瘤
leaking 破裂
ruptured 破裂
AP erect film 立位前后位片
Appendicitis 阑尾炎
acute 急性
left-sided 左侧
ultrasound 超声
Appendicolith 阑尾石
Appendix 阑尾
abscess 脓肿
lead shot 铅弹
luminal gas 腔内积气
perforation 穿孔
retained barium 钡剂残留
ruptured 破裂
Armillifer armillatus 舌形虫
Artefacts 伪影
Arteriography 动脉造影
Arteriosclerosis 动脉硬化
Ascariasis 蛔虫病
Ascites 腹水
Asthma 哮喘
Atelectasis, linear 线样肺不张
Atrial fibrillation 房颤

B
Babygram 婴儿像
Backache 背疼
Barium 钡
  granulomata 肉芽肿
  pooling 聚集
  retained in appendix 阑尾内残留
  retained in diverticula 憩室内残留
Barium enema examination 钡灌肠检查
Barium meal study 钡餐造影检查
Bezoars 胃石
Biliary colic 胆绞痛
Biliary tract 胆道
  calculi (gallstones) 结石（胆结石）
  carcinoma (cholangiocarcinoma) 癌（胆管癌）
  gas 气体
Bismuth injections 铋剂注射液
Bladder 膀胱
  calcification 钙化
  calculi 结石
  cancer 癌
  catheterization 插管
  fistulas 瘘
  outflow obstruction 流出道梗阻
  ruptured 破裂
  voluminous 体积大的
  wall, gas 壁，气体
Bones 骨骼
  fractures 骨折
  infarcts 梗死
  metastases 转移瘤
Bowel 肠
  gas 气体
  perforation 穿孔
Breasts 乳腺
Brucellosis 普鲁菌病

C
Caecum 盲肠

distension 扩张
volvulus 肠扭转
Calcification 钙化
adrenal gland 肾上腺
aorta 主动脉
bladder 膀胱
costal cartilages 肋软骨
gallbladder 胆囊
iliac arteries 髂动脉
intra-abdominal 腹腔内
liver 肝脏
lymph nodes 淋巴结
metastases 转移瘤
pancreas 胰腺
prostate 前列腺
renal artery 肾动脉
spleen 脾脏
splenic artery 脾动脉
ureters 输尿管
vascular 血管的
Calculi 结石
biliary tract (gallstones) 胆道（胆结石）
bladder 膀胱
renal 肾脏的
staghorn 鹿角状
ureteric 输尿管的
uric acid 尿酸
urinary tract 泌尿道
Carbon dioxide distension 二氧化碳膨胀
Carcinoma 癌
adrenal gland 肾上腺
biliary tract 胆道
bladder 膀胱
breast 乳腺
colon 结肠
gastric 胃的
pancreatic 胰腺的
prostate 前列腺
renal 肾脏的

Cardiophrenic fat pad　心膈角脂肪垫
Chagas' disease (trypanosomiasis)　恰加斯病（锥虫病）
Chest X-ray　胸部 X 线
Chilaiditi's syndrome (colonic interposition)　Chilaiditi 综合征（间位结肠）
Chinese Dragon sign　中国龙征
Cholangiocarcinoma　胆管癌
Cholecystectomy　胆囊切除
Cholecystitis　胆囊炎
　acute　急性
　chronic　慢性
　emphysematous　气肿性
Choledochoduodenostomy　胆总管十二指肠吻合术
Chronic obstructive pulmonary disease　慢性阻塞性肺疾病
Chronic renal failure　慢性肾衰竭
Cirrhosis　肝硬化
Clips　小夹子
Coffee bean sign　咖啡豆征
Cold abscess　冷脓肿
Colitis　结肠炎
　ischaemic　缺血性
　pneumatosis coli　结肠气肿病
　pseudomembranous　伪膜性
Collagen vascular disease　胶原血管病
Colon　结肠
　allergic reactions (colonic hives)　过敏反应（结肠荨麻疹）
　carcinoma　癌
　colloid carcinoma　胶样癌
　distended　扩张
　diverticula　憩室
　double wall sign　双壁征
　faeces　粪便
　fluid levels　液平面
　haustral folds　结肠袋皱襞
　hepatic flexure　结肠肝曲
　infarction　梗死
　infections　感染
　inflammatory pseudopolyps　炎性假息肉
　intramural gas　壁内积气

intramural haematoma　肠壁内血肿
ischaemia　缺血
lymphoma　淋巴瘤
medial displacement　向内移位
metastases　转移瘤
necrosis　坏死
obstruction　梗阻
parasites　寄生虫
perforation　穿孔
pseudo-obstruction　假性梗阻
slow transit　缓慢通过
splenic flexure　结肠脾曲
strangulation　绞窄
thumbprinting　指纹、特征性
toxic dilatation　毒性扩张
transverse　横
volvulus　肠扭转
Colonic interposition　间位结肠
Computed tomography　计算机断层
abdominal trauma　腹部外伤
kidneys　肾脏
multi-slice　多层
ureteric calculi　输尿管结石
Congestive heart failure　充血性心力衰竭
Constipation　便秘
sigmoid volvulus　乙状结肠扭转
Contraceptive devices　节育环
Contrast medium, retained　对比剂，残留
Costal cartilages, calcified　肋软骨，钙化
Cow Pie Sign　牛肉派征
Crohn's disease　克罗恩病
Cutaneous patches　皮肤电极片
Cystic fibrosis　囊性纤维化
Cystitis　膀胱炎
emphysematous　气肿性
postradiation　放疗后
Cysts　囊肿
dermoid　皮样
developmental　发育性

gas 气体
hydatid 包虫
ovarian 卵巢
spleen 脾脏
Cystoscopy 膀胱镜

D
Decubitus films 侧卧位片
Degenerative changes 退行性变
Dehydration 脱水
Density, radiographic 密度，X 线摄影术
Dermoids 皮样
Developmental cysts 发育性囊肿
Dextrocardia 右位心
Diabetes 糖尿病
aortic aneurysm 主动脉瘤
aortic calcification 主动脉钙化
autonomic neuropathy 自主神经病
emphysematous cholecystitis 气肿性胆囊炎
infected gut wall 肠壁感染
renal disease (glomerulosclerosis) 肾病（肾小球硬化）
vascular calcification 血管钙化
Diaphragm 膈肌
air under 下方气体
elevation 升高
fat beneath 下方脂肪
lobulated 分叶状
naked 裸的
rupture 破裂
thickness 增厚
Diarrhoea 腹泻
overflow 充溢
Differential diagnosis 鉴别诊断
Diverticula 憩室
infected 感染
jejunum 空肠
retained barium 钡剂残留
Diverticular disease 憩室病
abscesses 脓肿

ruptured 破裂
Diverticulitis, acute 憩室炎，急性
Dome sign 圆顶征
Double-bubble sign 双泡征
Double contrast 双对比
Double wall sign 双壁征
Drainage tubes 引流管
Drugs, constipation 药物，便秘
Duodenal ulcers 十二指肠溃疡
perforated 穿孔
Duodenum 十二指肠
atresia 闭锁
obstruction 梗阻
rupture 破裂
Dysmenorrhoea 痛经
Dyspepsia 消化不良
Dysuria 排尿困难

E
ECG leads 心电图导联
Embolization coils/balloons 金属环或球囊封堵
Endocarditis, infective 心内膜炎，感染性
Endometriosis 子宫内膜异位
End-stage renal disease 终末期肾病
Enterocolitis, necrotizing 小肠结肠炎，坏死性
Enterocutaneous fistulas 肠皮瘘
Epiphyses, unfused femoral 骨骺，股骨骺未闭合
ERCP 逆行胰胆管造影
Escherichia coli infection 大肠杆菌感染

F
Faeces 粪便
colon 结肠
faecal plug 粪块
fluid 液体
overflow incontinence 充溢性尿失禁
overload 过多
Falciform ligament 镰状韧带
Fallopian tube clips 输卵管套扎

Fat 脂肪
  cardiophrenic fat pad 心膈角脂肪垫
  intraperitoneal 腹腔内
  retroperitoneal 腹膜后
  subdiaphragmatic 膈下
Femoral arteries 股动脉
Fibroids (leiomyomas) 纤维瘤（平滑肌瘤）
Fibromuscular dysplasia 纤维肌性发育不良
Filariasis 丝虫病
Fistulas 瘘
  bladder 膀胱
  Crohn's disease 克罗恩病
  enterocutaneous 肠皮肤的
Fluid levels 液平面
  abscess 脓肿
  colon 结肠
  decubitus films 侧卧位片
  small bowel 小肠
  stomach 胃
Football (dome) sign 足球（圆顶）征
Foreign bodies 异物
  iatrogenic 医源性
  impacted 嵌顿
  rectal 直肠
Fractures 骨折
Fundus 胃底
  barium pooling 钡剂聚集
  distended 扩张
  gas bubble 气泡

G
Gallbladder 胆囊
  calcified (porcelain) 钙化（瓷性）
  gas 气体
  parasites 寄生虫
Gallstone ileus 胆石性肠梗阻
Gallstones 胆结石
Ganglioneuromas 神经节细胞瘤
Gangrene 坏疽

Gas 气体
  abnormal 异常
  abscesses 脓肿
  appendix 阑尾
  biliary tract 胆道
  bladder wall 膀胱壁
  bowel 肠管
  cysts 囊肿
  fundus 胃底
  gallbladder 胆囊
  infections 感染
  intramural 壁内
  overlying 重叠
  pancreatic 胰腺的
  portal veins 门静脉
  retroperitoneal (pneumoretroperitoneum) 腹膜后（腹膜后积气）
  stomach 胃
  subdiaphragmatic 膈肌下方的
  urinary tract 泌尿道
Gasless abdomen 腹部无气体
Gastric carcinoma 胃癌
Gastric outflow obstruction 胃流出道梗阻
Gastric pseudotumour 胃假瘤
Gastric ulcers 胃溃疡
  perforated 穿孔
Gastritis 胃炎
Gastroenteritis 胃肠炎
Gaucher's disease 戈谢病
Glomerulonephritis, acute 肾小球肾炎，急性
Glomerulosclerosis 肾小球硬化
Gout 痛风
Granulomas 肉芽肿
  barium 钡
  liver 肝脏
  spleen 脾脏
Ground-glass appearance 毛玻璃样
Gunshot wounds 枪伤

H
Haematocolpos　阴道积血
Haematoma　血肿
　intramural　壁内
　retroperitoneal　腹膜后
　subcapsular　被膜下
Haematuria　血尿
Haemolytic anaemia　溶血性贫血
Haemorrhoids　痔
Heart　心脏
　congestive heart failure　充血性心力衰竭
　dextrocardia　右位心
　displacement　移位
　failure　衰竭
　infective endocarditis　感染性心内膜炎
　myocardial infarction　心肌梗死
　pacemakers　心脏起搏器
　pericarditis　心包炎
　valves, prosthetic　瓣膜，人工
Hemidiaphragm, raised　一侧膈肌，升高
Hepatic flexure　结肠肝曲
Hepatitis　肝炎
Hepatoma　肝癌
Hepatomegaly　肝大
　spurious　假性
Hernias　疝
　band　带
　inguinal　腹股沟的
　internal (band)　内的（带）
　scrotal　阴囊的
　umbilical　脐的
　ventral　腹部的
Herniorrhaphy　疝修补术
Hip prostheses　人工髋关节
Hirschsprung's disease　先天性巨结肠
Histoplasmosis　组织胞浆菌病
HIV　人体免疫缺陷病毒
Hodgkin's disease　霍奇金病
Hollow organs　空腔器官

displacement　移位
Hydatid cyst　包虫囊肿
Hydrocephalus　脑积水
Hydronephrosis　肾积水
Hypercalcaemia　高钙血症
Hyperparathyroidism　甲状旁腺功能亢进
Hypertension　高血压
Hypervitaminosis　维生素过多症
Hypokalemia　低血钾
Hypoproteinemia　低蛋白血症
Hypothyroid disease　甲状腺机能减退

I
Iatrogenic objects　医源性植入物
Ileocaecal valve　回盲瓣
Ileus　肠梗阻
gallstone　胆石性
paralytic　麻痹性
reflex　反射性
secondary　继发性
Iliac arteries　髂动脉
aneurysm　动脉瘤
calcified　钙化
stents　支架
Infection　感染
colon　结肠
E.coli　大肠杆菌
intra-abdominal　腹腔内
liver (hepatitis)　肝脏（肝炎）
postoperative　术后
urinary tract　泌尿道
Inferior vena cava　下腔静脉
filters　滤器
occlusion　闭塞
Inflammatory bowel disease　炎症性肠病
intramural gas　壁内积气
ruptured　破裂
Inguinal hernia　腹股沟疝
Intestinal obstruction　肠梗阻

Intrauterine contraceptive devices　子宫内节育环
Intussusception　肠套叠
Ischaemic colitis　缺血性结肠炎
IVU　静脉尿路造影

J
Jejunum,diverticulosis　空肠，憩室病

K
Kidneys　肾脏
　biopsy　活检
　calculi　结石
　carcinoma　癌
　compensatory hypertrophy　代偿性肥大
　congenital abnormalities　先天性畸形
　congenital hypoplasia　先天性发育不良
　CT scan　CT 扫描
　displaced　移位
　duplex　重复
　ectopic　异位
　enlarged　增大
　horseshoe　马蹄
　hydronephrosis　肾积水
　infarction　梗死
　masses　肿块
　medullary sponge　髓质海绵
　pelvic　盆腔
　ruptured　破裂
　senile atrophy　老年性萎缩
　small　小
　solitary　单发
　transplanted　移植
Knife wounds　刀伤
KUB (kidneys,ureters and bladder) film　腹平片

L
L/R marker　左、右标记
Ladd's bands　腹膜索带
Laparoscopy　腹腔镜检查

Laparotomy 剖腹术
Laxatives 缓泻药
L-dopa 左旋多巴
Left flank overlap sign 左侧腹部重叠征
Leiomyomas (fibroids) 平滑肌瘤（纤维瘤）
Leukaemia 白血病
Lipoperitoneum 腹腔内脂肪
Liver 肝脏
  abscesses 脓肿
  calcification 钙化
  cirrhosis 肝硬化
  granulomas 肉芽肿
  hepatitis 肝炎
  metastases 转移瘤
  overlap sign 重叠征
  parasites 寄生虫
  Riedel's lobe Riedel 叶
  secondary tumour 继发肿瘤
  small 小
LMP (last menstrual period) 末次月经
Lower abdomen, bulging 下腹部，膨隆
Lungs 肺
  bases 基底
  effusions 积液
  emboli 栓子
  linear atelectasis 线样肺不张
  lobar collapse 肺叶不张
  mass 肿块
  metastases 转移瘤
Lymph nodes 淋巴结
  calcified 钙化
  mesenteric 肠系膜
  para-aortic 主动脉旁
  retroperitoneal 腹膜后
Lymphadenopathy, retroperitoneal 淋巴结肿大，腹膜后
Lymphography 淋巴造影
Lymphoma 淋巴瘤
  colon 结肠
  retroperitoneal 腹膜后

small bowel　小肠

M
Malabsorption　吸收不良
Malaria　疟疾
Malnutrition　营养不良
Medullary sponge kidney　髓质海绵肾
Mesenteric artery embolism/thrombosis　肠系膜动脉栓塞、血栓形成
Mesenteric lymph nodes　肠系膜淋巴结
Mesenteric vein thrombosis　肠系膜静脉血栓形成
Metabolic storage diseases　代谢物沉积病
Metastases　转移瘤
bile duct　胆管
calcifying　钙化
colon　结肠
liver　肝脏
lungs　肺
peritoneal　腹膜
prostate　前列腺
stomach　胃
thyroid　甲状腺
Meteorism　腹胀
Mononucleosis, infectious　单核细胞增多症，传染性
Multi-slice CT scanning　多层 CT 扫描
Myelofibrosis　骨髓纤维变性
Myelography　脊髓造影
Myeloma　骨髓瘤
Myelosclerosis　骨髓硬化
Myocardial infarction　心肌梗死
Myodil　碘苯酯
Myxoedema　黏液性水肿

N
Nasogastric tubes　鼻胃管
Negative contrast　阴性对比
Nephrocalcinosis　肾钙质沉着
Nephropathy, reflux　肾病，反流性
Nephrostomy tubes　肾造瘘引流管
Nephrotic syndrome　肾病综合征

Neuropathy, diabetic 神经病，糖尿病性
Non-Hodgkin's lymphoma 非霍奇金淋巴瘤

O
Obesity 肥胖
Obstruction 梗阻
colon 结肠
duodenum 十二指肠
gastric outflow 胃流出道
intestinal 肠
small bowel 小肠
Osteoarthritic spine 骨关节突
Osteophytes 骨赘
Osteoporosis 骨质疏松
Osteosarcoma 骨肉瘤
Ovaries 卵巢
cysts 囊肿
masses 肿块
tumours 肿瘤
Overexposure 曝光过度
Overflow incontinence 充溢性尿失禁

P
Pacemakers 起搏器
Paget's disease Paget 病
Pancreas 胰腺
calcification 钙化
carcinoma 癌
gas 气体
insufficiency 功能不全
neoplasia 肿瘤
Pancreatitis 胰腺炎
acute 急性
chronic 慢性
gas in biliary tree 胆道内积气
traumatic 创伤性
tumours 肿瘤
Para-aortic nodes 主动脉旁结节
Paraplegia 截瘫

Parasites 寄生虫
  colon 结肠
  gallbladder 胆囊
  liver 肝脏
  spleen 脾脏
Parkinsonism 帕金森病
Patient identification 患者基本信息
Pelvic brim 盆腔入口
Pelvic inflammatory disease 盆腔炎性疾病
Pelvis 骨盆
  abscesses 脓肿
  female 女性
  kidneys 肾脏
  masses 肿块
  shape and sex of patient 患者体型和性别
Pelvi-ureteric junction 盆腔输尿管结合部
Penetrating injuries 穿通伤
Penicillin injection, crystalline 青霉素注射，结晶状
Penis 阴茎
Peptic ulcers 消化性溃疡
Perforation 穿孔
  appendix 阑尾
  colon 结肠
  peptic ulcer 消化性溃疡
  volvulus 肠扭转
Pericarditis 心包炎
Pericolic abscess 结肠周围脓肿
Peristalsis 肠蠕动
Peritoneal cavity 腹腔
  fat 脂肪
  metastases 转移瘤
Peritoneal dialysis 腹膜透析
Peritonitis 腹膜炎
  pneumoperitoneum 气腹
Pessary rings 子宫托
Phaeochromocytomas 嗜铬细胞瘤
Phleboliths, pelvic 静脉石，盆腔
Phytobezoars 植物性胃石
Pleural effusion 胸腔积液

Pleural fluid, free　胸腔积液，游离
Pneumatosis coli　结肠气肿病
Pneumatosis cystoides　肠气囊肿症
Pneumography, presacral　充气造影，骶前
Pneumonia　肺炎
Pneumoperitoneum　气腹
　causes　原因
　differential diagnosis　鉴别诊断
　double wall sign　双壁征
　peritonitis　腹膜炎
　Silver's sign　Silver 征
Pneumoretroperitoneum　腹膜后积气
Pneumothorax　气胸
Poisoning　中毒
Polyarteritis nodosa　多发性结节性动脉炎
Polycystic disease　多囊肾
Polycythaemia　红细胞增多症
Porphyria　卟啉症
Portal hypertension　门静脉高压
Portal veins, gas　门静脉，气体
Positive contrast　阳性对比
Postoperative patients　患者术后
　abdominal X-rays　腹部 X 线检查
　bladder fistula　膀胱瘘
　infection　感染
Pregnancy　妊娠
　splenic artery aneurysms　脾动脉瘤
Projection　投照
Prostate　前列腺
　calcification　钙化
　carcinoma　癌
　disease　疾病
Prostatic metastasis　前列腺转移
Pseudomembranous colitis　伪膜性结肠炎
Pseudo-obstruction　假性梗阻
Pseudopolyps, inflammatory　假息肉，炎性
Pseudotumour, gastric　假瘤，胃
Psoas muscle　腰大肌
Pulmonary effusions　肺渗出

Pulmonary emboli　肺栓塞
Pyelonephritis　肾盂肾炎

R
R marker　右侧标记
Radiation　放射性
　cystitis　膀胱炎
　nephritis　肾炎
Radioactive seeds　放射性粒子
Radiotherapy　放疗
Rectum　直肠
　bleeding　出血
　distension　扩张
　faecal plug　粪块
　foreign bodies　异物
　rupture　破裂
Renal arteries　肾动脉
　aneurysms　动脉瘤
　aortic aneurysm　主动脉瘤
　calcification　钙化
　occlusion　闭塞
　stenosis　狭窄
Renal calculi　肾结石
Renal colic　肾绞痛
Renal disease, secondary　肾病，继发
Renal failure　肾衰竭
Renal masses　肾肿块
Renal vein thrombosis　肾静脉血栓形成
Request forms　申请单
Resuscitation　复苏
Retroperitoneal lymph nodes　腹膜后淋巴结
Retroperitoneal space　腹膜后间隙
　calcified lymph nodes　淋巴结钙化
　fat　脂肪
　gas (pneumoretroperitoneum)　气体（腹膜后积气）
　haematomas　血肿
　lymphomas　淋巴瘤
　masses　肿块
Rheumatoid arthritis　风湿性关节炎

Ribs　肋骨
fractures　骨折
Right upper quadrant pain　右上腹疼痛
Road traffic accidents　道路交通事故

S
Salpingitis　输卵管炎
Sarcoidosis　结节病
Schistosomiasis　血吸虫病
Sclerosis, unilateral　硬化，单侧
Scoliosis　脊柱侧弯
Scrotal hernia　阴囊疝
Sentinel loops　哨兵肠襻
Septicaemia　败血症
Shigella infection　志贺杆菌感染
Shock-wave lithotripsy　冲击波碎石
Sickle cell anaemia　镰状细胞性贫血
Sigmoid colon　乙状结肠
distension　扩张
volvulus　肠扭转
Silver's sign　Silver 征
Single contrast　单对比
Situs inversus　内脏转位
Skin folds　皮肤皱褶
Small bowel　小肠
congenital atresia　先天性闭锁
distended　扩张
fluid levels　液平面
infarction　梗死
inflammatory bowel disease (Crohn's disease)　炎症性肠病（克罗恩病）
internal strangulation (band/internal hernia)　内绞窄（带、内疝）
intraluminal tumour　腔内肿瘤
lymphoma　淋巴瘤
obstruction　梗阻
Solid organs (viscera)　实质器官（内脏）
abscesses　脓肿
Spine　脊柱
fusion devices　融合器
osteoarthritis　骨关节炎

  - scoliosis 脊柱侧弯
  - thoracic 胸
- Spleen 脾脏
  - absent 缺如
  - accessory 副
  - calcification 钙化
  - cysts 囊肿
  - delayed rupture 迟发破裂
  - granulomas 肉芽肿
  - haemangiomas 血管瘤
  - infarction 梗死
  - large (splenomegaly) 增大（脾大）
  - masses 肿块
  - parasites 寄生虫
  - ruptured 破裂
- Splenic artery 脾动脉
  - aneurysms 动脉瘤
  - calcified 钙化
- Splenic flexure 结肠脾曲
- Splenomegaly 脾大
- Staghorn calculus 鹿角状结石
- Stents 支架
- Steroids 类固醇
  - intramural gas 壁内积气
  - perforation 穿孔
- Stomach 胃
  - cancer 癌
  - double-bubble sign 双泡征
  - fluid levels 液平面
  - gastric outflow obstruction 胃流出道梗阻
  - metastases 转移瘤
  - pseudotumour 假瘤
  - rugal folds 黏膜皱襞
  - semidigested food 半消化食物
- Subphrenic abscess 膈下脓肿
- Subpulmonary effusion 肺底积液
- Succussion splash 振水音
- Superior mesenteric artery 肠系膜上动脉
- Supine AP 仰卧前后位

male 男性
Surgery 外科
adhesions 粘连
biliary tract 胆道
diarrhoea 腹泻
infection 感染
intramural gas 壁内积气
postoperative abdominal X-rays 术后腹部 X 线检查
vascular 血管
Surgical emphysema 外科性气肿
Sutures 缝合线
Syringe driver tubes 注射器控制管

T
Tantalum gauze 钽网
TENS machines TENS 镇痛仪
Thoracic outlet, large 胸廓出口，大
Thoracic spine 胸椎
Thyroid metastases 甲状腺转移
Thyrotoxicosis 甲状腺毒症
Tomograms 断层
Toxic megacolon 中毒性巨结肠
Transverse colon 横结肠
Trauma 创伤
old 陈旧性
thoracoabdominal 胸腹联合
Traveller's diarrhoea 旅行者腹泻
Trichobezoars 毛发类胃石
Trypanosomiasis 锥虫病
Tubal clips 输卵管套扎
Tuberculosis 结核
Typhoid 伤寒

U
Ulcerative colitis 溃疡性结肠炎
bladder fistula 膀胱瘘
Ultrasound 超声
appendicitis 阑尾炎
female pelvic masses 女性盆腔肿物

gallstones　胆结石
transvaginal　经阴道
ureteric calculi　输尿管结石
Umbilical catheters　脐尿管
Umbilical hernia　脐疝
Umbilical piercings　脐饰
Upper abdominal distension　上腹胀
Ureterovesical junction　输尿管膀胱结合部
Ureters　输尿管
calcification　钙化
calculi　结石
dilated　扩张
medial deviation　向内弯曲
stents　支架
Urethrography　尿道造影
Uric acid stones　尿酸盐结石
Urinary tract　泌尿道
gas　气体
haematuria　血尿
infection　感染
stones　结石
urinoma　尿性囊肿
Urography, excretion　尿路造影，排泄性
Uterus　子宫
abscesses　脓肿
bulky　大
endometriosis　子宫内膜异位症
enlarged　增大
fibroids　纤维瘤
prolapse　脱垂

V
Vaginal insufflation　阴道进入气体
Vaginal tampons, air-containing　阴道棉塞，含气
Valvulae conniventes　环形黏膜皱襞
Vascular calcification　血管钙化
Vascular occlusions　血管阻塞
Vascular surgery　血管外科
Ventral hernia　腹壁疝

Ventriculoperitoneal shunts　脑室腹腔引流术
Volvulus　肠扭转
　caecum　盲肠
　colon　结肠
　perforation　穿孔
　sigmoid　乙状结肠

W
Waterhouse-Friederichsen syndrome　华 - 佛综合征
Waterlily sign　水上浮莲征
Whipple's operation　Whipple 手术
Wolman's disease (familial xanthomatosis)　沃尔曼病（家族性黄色瘤病）

X
Xanthomatosis, familial　黄色瘤病，家族性
X-ray film, projections　X 光片，投照